L'ÉCOLE OFFICIELLE

DEVANT SON PRINCIPE

ou

L'ALLOPATHIE

DANS LES FAITS

SUIVI D'UN

ESSAI DE SYNTHÈSE CARACTÉRISTIQUE

SUR LE TARTRE STIBIÉ, L'ACONIT, L'ARNICA, L'ARSENIC
ET LE QUINQUINA,

PAR F. GOUT, D. M. P.

> La seule vraie science est la connaissance des faits ; les faits sont dans les sciences ce qu'est l'expérience dans la vie civile.   (BUFFON.)
>
> Summa sequar fastigia rerum.   (VIRGILE.)
>
> A tous je dirai hautement les phases que j'ai traversées.   (*Trad. libre.*)

DEUXIÈME ÉDITION

PARIS

J. B. BAILLIÈRE ET FILS,

LIBRAIRES DE L'ACADÉMIE IMPÉRIALE DE MÉDECINE,

rue Hautefeuille, 19.

LONDRES, | **NEW-YORK,**

HIPP. BAILLIÈRE, 219, REGENT-STREET. | HIPP. BAILLIÈRE, 290, BROADWAY.

MADRID, C. BAILLY-BAILLIÈRE, CALLE DEL PRINCIPE, 11.

1858

L'ÉCOLE OFFICIELLE

DEVANT SON PRINCIPE

ou

L'ALLOPATHIE

DANS LES FAITS

POUR PARAITRE EN 1858 :

Essai de synthèse caractéristique sur les 20 médicaments les plus familiers à l'allopathie et auxquels les homœopathes ont également recours :

1o Antimonium crudum. — 2o Assa fœtida. — 3° Belladona. — 4o Camphora. — 5o Cantharis. — 6o Carb. vegetal. — 7o Chamomilla matricaria. — 8o Semen contra. — 9o Digitalis purpurea. — 10o Ferrum metallicum. — 11o Ignatia. — 12o Iodium. — 13o Ipeca. — 14o Mercurius. — 5o Moschus. — 16o Nux vomica. — 17o Opium. — 18o Scilla maritima. — 19o Secale cornutum. 20o Valeriana officinalis.

Ire série, in-8.

Les homœopathes s'étonneront sans doute de ne pas trouver ici leurs polychristes de prédilection ; mais ce travail étant plus spécialement destiné aux confrères dissidents, j'ai cru devoir choisir parmi les substances médicamenteuses celles avec lesquelles ils sont plus familiers.

N. B. — L'auteur recevra avec reconnaissance toute idée tendant à apporter quelque amélioration à ce travail. Écrire FRANCO à M. le docteur GOUT, à Pons (Charente-Inférieure).

CORBEIL, typogr. et stér. de CRÉTÉ.

L'ÉCOLE OFFICIELLE

DEVANT SON PRINCIPE

OU

L'ALLOPATHIE

DANS LES FAITS

SUIVI D'UN

ESSAI DE SYNTHÈSE CARACTÉRISTIQUE

SUR LE TARTRE STIBIÉ, L'ACONIT, L'ARNICA, L'ARSENIC
ET LE QUINQUINA,

PAR F. GOUT, D. M. P.

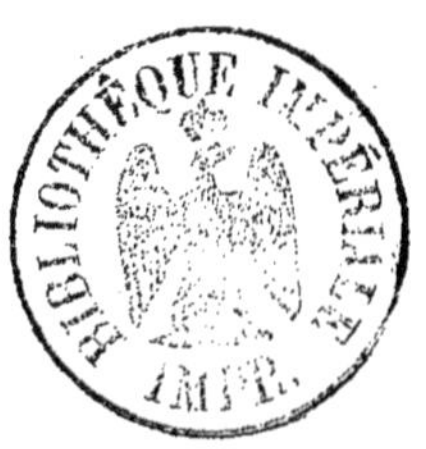

La seule vraie science est la connaissance des faits ; les faits sont dans les sciences ce qu'est l'expérience dans la vie civile.   (BUFFON).

Summa sequar fastigia rerum.   (VIRGILE).

A tous je dirai hautement les phases que j'ai traversées.   (*Trad. libre.*)

DEUXIÈME ÉDITION

PARIS

J. B. BAILLIÈRE ET FILS,

LIBRAIRES DE L'ACADÉMIE IMPÉRIALE DE MÉDECINE,
rue Hautefeuille, 19.

LONDRES,	NEW-YORK,
HIPP. BAILLIÈRE, 219, REGENT-STREET.	HIPP. BAILLIÈRE, 290, BROADWAY.

MADRID, C. BAILLY-BAILLIÈRE, CALLE DEL PRINCIPE, 11.

1858

L'auteur se réserve le droit de traduction.

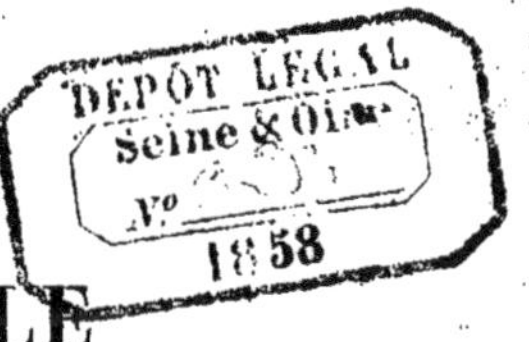

A

MONSIEUR LE COMTE HENRY DE BONNEVAL

DOCTEUR EN MÉDECINE A BORDEAUX.

A l'École officielle, je dois mon titre ; à vous, Monsieur, je suis redevable de ma conviction et de mes croyances médicales (1). Sous ce rapport : *Magistrum ut patrem diligat, vel etiam plus quam patrem* (2). A vous qui, avec autant de dévouement que de science et de dignité, tenez haut et ferme le drapeau de l'Homœopathie dans une de nos premières cités du Midi, à vous l'humble hommage de ce petit travail, inspiré par la reconnaissance de votre dévoué collègue.

F. GOUT, D. M. P.

PONS, 20 mars 1858.

(1) H. de Bonneval, *l'Homœopathie dans les faits*, Bordeaux, 1853, in-8.
(2) Saint Irénée, *Ep.*

L'ÉCOLE OFFICIELLE

DEVANT SON PRINCIPE

OU

L'ALLOPATHIE

DANS LES FAITS.

Dès le début de ma carrière médicale, employé comme élève dans un hôpital maritime, la pratique et l'habitude du malade devancèrent, chez moi, l'étude et la connaissance des diverses théories médicales. Combien de fois, depuis vingt-cinq ans et plus d'exercice, me suis-je surpris doutant de moi-même? Incertain de l'efficacité des moyens mis à ma disposition par les divers traités de matière médicale, je m'appliquai à les étudier avec un soin tout spécial, persuadé qu'une affection grave ne guérit que rarement, sans une médication qui lui soit convenablement appropriée. Agissant sur la vie, sur les maladies, êtres abstraits et insaisissables dans leurs causes, on ne peut arriver, avec une précision mathématique, à la certitude de les modifier, ou à celle de ramener l'harmonie qui constitue l'état de santé complète ; aussi le médecin ne saurait-il jamais s'entourer de trop de prudence et de circonspection. Mais, dira-t-on, le système des probabilités, reposant sur la masse de connaissances que de longues et fortes études doivent donner, le font arriver si près de la vérité, que cet à peu près est, pour ainsi dire, la vérité même. Hélas! ne sont-ce pas les probabilités qui ont depuis plus de deux mille ans enveloppé la médecine, comme art ou science de guérir, dans les langes d'une ignorance savante et spéculative, qui s'éloigne d'autant plus du but qu'elle se propose, qu'elle croit y toucher de plus près? A combien de théories et de systèmes divers n'ont-elles pas donné lieu? Tous ont eu une existence plus ou moins éphémère. De là la qualification fausse de science conjecturale donnée à la médecine, qui s'établit sur des faits non encore parfaitement compris jusqu'à ce jour, faute d'un principe vrai qui évidemment ne peut trouver sa raison d'être dans le système des probabilités.

Serons-nous plus heureux en cherchant ce principe dans l'axiome médical : *Contraria contrariis curantur*, avoué et proclamé comme seul vrai, puisque c'est sur lui que repose la base des moyens thérapeutiques enseignés et employés par l'école officielle pour combattre et guérir nos maladies?

En médecine, comme dans les autres sciences, la vérité doit être une dans son essence comme dans son expansion. Dans un cercle, tous les points de la circonférence sont également éloignés du centre, tous les rayons sont égaux, ainsi que tous les diamètres, doubles du rayon, sont égaux entre eux : de même le cercle des connaissances médicales, formé de dix-sept branches, tant principales qu'accessoires, qui le composent (1), doit

---

(1) 1° Anatomie ; 2° physiologie ; 3° chimie médicale ; 4° physique médicale ; 5° histoire naturelle médicale ; 6° pharmacologie ; 7° hygiène ; 8° pathologie chirurgicale ; 9° pathologie médicale ; 10° pathologie et thérapeutique médicales ; 11° opérations et appareils ; 12° thérapeutique et matière médicale ; 13° médecine légale ; 14° et 15° accouchements, maladies des femmes et des nouveau-nés ; 16° et 17° cliniques médicale, chirurgicale, d'accouchements.

avoir son point central qui ne peut être qu'un principe vrai, et tel que ses conséquences, soit qu'elles irradient, soit qu'elles convergent, ne peuvent être que de même nature ; à notre point de vue, les affections locales trouveraient leurs analogues dans les rayons, les affections générales dans les diamètres. Mais ce principe, quel est-il ? En médecine comme art de guérir, la vérité est et doit être *une*, indivise entre ses multiples et ses sous-multiples ; particularisant moins : la vérité, dirons-nous, est *une* dans son principe, *multiple* dans ses modifications.

Je n'ai pas à me préoccuper si, dans l'ordre de la nature, la loi des contraires l'emporte sur celle des affinités, si même cette loi des contraires n'est pas en quelque sorte l'exception. — Sans doute l'affirmation est le contraire de la négation ; le beau, du laid ; le blanc, du noir ; le temps chaud trouve naturellement son opposé dans le temps froid ; c'est évident comme le lever est le contraire du coucher du soleil.

Les mots ici, tout en exprimant la nature réelle de la sensation véritable, relativement à ce que nous ressentons, nous donnent des idées fausses de la nature même de la chose exprimée, et, par l'habitude, cela devient tellement naturel, que nous l'appliquons par la pensée et par l'expression, qui, sans nous en douter, donne à notre jugement une direction erronée. Ici la conséquence n'a rien de fâcheux et n'est qu'une erreur relative aux lois de la physique et de l'astronomie ; mais en médecine il ne peut en être ainsi : matérialisant ce qui frappe nos sens, notre raison nous présente comme concrets des phénomènes pathologiques qui ne sont que le résultat d'une modification abstraite de la vitalité générale, et d'après l'idée à laquelle nous nous arrêtons, aux phlegmasies on oppose les antiphlogistiques, les toniques à l'atonie, aux septiques les antiseptiques, etc., etc., De là toute une thérapeutique défectueuse, dont nous n'avons pas à nous préoccuper pour le moment. Ainsi donc, le chaud, qui est, pour tout le monde, le contraire du froid, n'est en réalité que des degrés différents plus ou moins élevés d'une seule et même chose, qu'on ne peut saisir (une puissance dynamique) pas plus qu'on ne saisit et voit les maladies. On sait très-bien que quand on dit : Le temps est chaud et pesant, que cette sensation est le résultat de l'air raréfié par le calorique, ce qui oblige les organes pulmonaires, dans un temps donné, à un plus grand nombre d'inspirations et d'expirations, d'où une hématose, qui n'est plus dans les conditions normales : par suite une plus grande fatigue que nous comparons à un poids qui pèserait sur la poitrine et sur tout notre être, et que nous traduisons par cette locution : Le temps est lourd et pesant ; c'est le contraire qu'il faut dire pour être dans le vrai. Le temps est léger ; le temps est pris ici pour l'air. Ainsi par un langage vrai, relatif à la sensation du poids que nous ressentons, nous rendons compte d'un fait réel par rapport à nous, et qui n'est pas moins en réalité qu'une erreur matérielle. C'est bien ici la loi du *contraria contrariis*, l'affirmation du fait par la négation de ce même fait.

L'air, sans doute, n'est pas la vie, mais il est à l'existence ce que la partie est au tout pour reconstituer ce même tout : de manière que pour nous le principe vital général et spécial à chaque organe en particulier, dont le jeu régulier constitue l'existence et l'harmonie, qui n'est autre que ce que nous appelons la santé, est et demeure toujours le même dans son essence, qui ne change pas de nature, mais se trouve accidentellement susceptible d'être pathologiquement modifié à des

degrés divers, dont le résultat se traduit pour nous par des
impressions différentes de froid ou de douleur, ou de chaleur,
ou de gonflement, qu'elles se présentent isolées ou groupées,
et dont nous avons fait selon notre bon plaisir la phlogose ou
l'atonie, qui n'existent certainement pas dans le principe vital
général, ou particulier à chaque organe.

Peut-être nous accusera-t-on de faire une application forcée
d'un fait vrai en physique, pour en déduire une conséquence
qui n'est pas aussi probante dans une science où la physique
n'a rien à voir que comme accessoire : soit, j'admets comme
vraie la proposition contraire, et je prends le froid et le chaud
chacun pour une individualité, isolée, à part.—Vous avez un
froid assez intense, vous vous approchez du foyer, et bientôt
une sensation douce, agréable, succède à un sentiment pénible
et douloureux. C'est bien là la théorie du *contraria contrariis* : des toniques à l'atonie, des phlegmasies aux antiphlogistiques, etc., etc. Je vous l'accorde, c'est vrai. Mais la vérité
est *une, absolue,* car on ne peut pas admettre qu'elle soit elle-
même dans un cas, et que dans un autre cas semblable elle
perde ce caractère sacré de vérité qui lui est inhérent et qu'elle
ne peut oublier sans cesser à l'instant même d'être ce qu'elle est,
la vérité *une, multiple*. Or, si d'un fait vrai la conséquence est
nécessairement démontrée comme également vraie, un fait analogue au premier, ayant le même principe, ne peut pas donner lieu à une conséquence différente.

Pourquoi (j'ai quelque pudeur à citer ce fait banal) agir
contrairement à votre principe, quand un froid plus élevé et
plus prolongé a congelé un membre, sans que cependant la
vie s'y soit entièrement éteinte? Vous devriez, pour être conséquent avec vous-même, opposer à un froid désorganisateur

une chaleur vivifiante? Et, pour rappeler la vie et le mouvement dans un organe ou un membre gelé, c'est à des frictions
convenablement pratiquées avec de la glace pilée ou de la
neige, que vous avez recours? et votre plus grande appré-
hension est la crainte d'une transition trop rapide à une température élevée? Si nous voulions approfondir cette question,
il serait facile de démontrer que les lésions résultant des
trois ou six degrés de froid ou de calorique donnent lieu à
des phénomènes physiques tellement semblables, identiques,
que si ce n'était la connaissance exacte des circonstances qui
ont déterminé cette rougeur, ces phlyctènes ou ce sphacèle
que vous observez, il vous serait matériellement impossible
d'affirmer qu'elles sont le résultat de l'action d'un froid vif
ou d'un calorique élevé (1)! Ainsi des causes différentes don-
neraient lieu à des effets identiques, semblables!!! Ce qui est
tout simplement impossible. Il faut se soumettre et passer en
toute humilité sous ces fourches caudines de faits incontestés, que l'observation journalière rend incontestable, et
en finir avec ce prétendu axiome médical : *contraria contrariis curantur*, qui restera, du moins longtemps encore,
comme hochet à notre amour-propre et fiche de consolation à
la science spéculative et hypothétique qu'il a créée. La médecine, en tant qu'art de guérir, ne peut ni ne doit reposer sur
un principe qui se dérobe à chaque instant à l'application
qu'elle en veut faire.

Mais, si ce raisonnement était juste dans toutes ses parties,

(1) Ce qui complète l'analogie entre ces divers degrés d'altération (résultant d'un froid vif) et les nuances correspondantes des lésions produites par
les brûlures, est qu'on les observe quelquefois sur le même sujet. (BEGIN,
art. CONGÉLATION. *Diction. méd. et chirurg. pratiq.*, t. V, p. 399 et 400.)

que deviennent tous les systèmes, toutes les théories médicales, au milieu desquelles, il est vrai, la science tournoie depuis des siècles, comme dans un cercle vicieux, ne sachant
comment elle y est entrée et ne trouvant plus d'issue pour en
sortir (A)? Tout serait à refaire en quelque sorte en matière
médicale, en thérapeutique, en observation, en médecine, etc.
C'est tout un monde inconnu, qui se déroule vaguement devant nous! Ce serait à douter de la Providence même, qui
dans sa bonté n'a pu permettre que l'homme, son chef-d'œuvre
dans la création, fût, dans la connaissance des moyens de se
guérir, moins bien partagé que les êtres inférieurs, que l'ins-
tinct guide et conduit? Assurément le remède a été mis à
côté du mal, le principe a été trouvé; mais, ne pouvant s'en
rendre parfaitement compte, on aura fait fausse route, et une
fois lancé dans cette voie, l'homme, puisant dans son orgueil
le besoin de tout expliquer, a créé de toutes pièces des maladies conformes au système qu'il adoptait, et, se prélassant dans
sa science, il s'est constitué *ex machinâ Deus*, oubliant que
comme médecin il ne peut être que *interpres et minister na-
turœ*.

En vain le médecin ira-t-il sécher et pâlir sur les livres de
la science, en vain acquerra-t-il une vaste et profonde érudition, si un principe sûr ne l'éclaire et ne le guide dans l'exercice et l'application de son art au lit du malade, sa position,
dès lors toujours incertaine, me paraît avoir la plus parfaite
analogie avec celle de cet habile géographe qui, transporté au
milieu de l'Océan, n'aurait, pour diriger et assurer sa route,
que le soleil et les étoiles. Il faut le dire et l'avouer hautement,
le peu de médicaments dont les effets sont certains, et que la
science possède sans pouvoir se rendre compte de leur mode

d'action, ne sont-ils pas tous empruntés à la médecine des peuples? et tous les jours n'entendons-nous pas les gens les moins éclairés dire : Chaque plante porte vertu? Le peuple a donc en cela le sentiment intime, irréfléchi, mais vrai, que chaque pays doit trouver sur son sol le remède aux maux qui y sont les plus fréquents et en quelque sorte indigènes, et selon la douleur, il juge que la quantité du remède doit être en rapport avec le mal qu'il éprouve. Ici, guidé par le principe *ab usu in morbis* (B) et sans chercher à se rendre compte de la manière dont il s'est guéri, sans remonter à la cause, heureux de l'effet, il s'en contente ; telle est la traduction libre et populaire du *sublatâ causâ, tollitur effectus*. Mais pour la science, elle ne doit ni ne peut procéder ainsi ; par la méthode analytique, nous avons vu que le principe *contraria contrariis* ne trouvait sa raison d'être que dans la médecine spéculative, son œuvre : voyons si par la synthèse du *ab usu in morbis*, dans l'espèce, ressortira un principe sûr, immuable, sur lequel puisse reposer la science comme art de guérir.

En principe, un fait quel qu'il soit, trouve sa raison d'être par cela même qu'il existe. Entre-t-il à notre point de vue dans les limites du possible, il est admis comme vrai, sans difficulté, par tous ; de même nous lui refusons notre croyance, selon que nous pouvons, d'après nos connaissances, plus ou moins nous en rendre compte ; mais quel que soit à son égard notre incertitude ou notre mauvais vouloir, il n'est pas en notre pouvoir de faire qu'il ne soit pas ; il s'impose alors avec une puissance telle, que la raison se tait et notre amour-propre blessé se venge, autant qu'il est en lui, par l'incrédulité. — Ainsi dans le fait de la congélation partielle, déjà cité, le moyen mis en pratique et dont l'expérience prouve journellement l'efficacité, est le seul qui puisse assurer la conservation de l'organe congelé, pourvu toutefois que l'action du froid n'ait pas été assez profonde pour le frapper de mort réelle. Quel est l'axiome médical qui porte les peuples du septentrion à en agir ainsi? ils s'en inquiètent fort peu. L'expérience, direz-vous? C'est évidemment là le *ab usu in morbis*. A beaucoup de personnes ce fait s'impose avec toute sa force brutale. La science doit s'en rendre compte, l'expliquer et, si elle est logique, en déduire un principe vrai; et s'il est vrai, il doit l'être d'une manière absolue, ce qui n'empêchera pas que, pour bien des gens, même éclairés, il ne soit l'objet d'un doute très-rationnel à leur point de vue, et que d'autres enfin ne lui opposent une incrédulité qui ira jusqu'à le qualifier d'une manière injurieuse, ne pouvant renoncer aux droits de la *raison*. Telle est la conséquence nécessaire et rigoureuse posée en principe relativement aux faits en général.

L'équilibre et l'harmonie constituent la loi générale de l'univers, loi divine que la Providence a créée et établie, et à laquelle tout ce qui existe est forcément obligé d'obéir, ne pouvant s'y soustraire par le moindre désordre, sans être à l'instant même menacé de destruction.

Dans le fait de la congélation, guidé et éclairé par ce principe de physique, que deux corps à une température différente tendent nécessairement à se mettre en équilibre, on oppose un froid moins intense et de même nature au froid qui a déterminé la congélation qu'on veut combattre, et qui se trouve ainsi graduellement modifiée; les frictions elles-mêmes par le frottement ne laissent pas que de donner lieu dans de certaines limites à un calorique latent, tandis que par une application inconsidérée du *contraria contrariis*, la chaleur eût amené une décomposition immédiate. Sous l'influence des frictions faites avec la neige ou la glace pilée, l'influx nerveux et la circulation momentanément suspendues se rétablissent. La vie, ou force vitale (dynamisme), qui est l'essence de l'harmonie générale, qui constitue sa puissance menacée dans une de ses parties, lutte, réagit avec force contre la cause du mal, jusqu'à ce que celui-ci, vaincu, s'éloigne et permette à l'organisation de reprendre son équilibre, qui n'est autre que l'état de santé complète.

De l'exposé raisonné de ce fait, il résulte : 1° que le froid, cause de la maladie, a été combattu par un froid de même nature qui a amené la guérison ; 2° que l'action maladive et médicamentrice de ce même froid a déterminé une réaction vitale, qui a rappelé l'équilibre et l'harmonie dans tout l'organisme. Résumant le fait en lui-même, nous aurons : L'organisme malade par l'action du froid est guéri par le froid, d'où cette conséquence rigoureuse et logique : *Simile curatur simili.* Sans doute, objectera-t-on, la théorie que vous admettez, est, tout le monde le sait, justifiée et sanctionnée par le succès. Mais ce principe ne peut être vrai et absolu dans tous les autres cas de maladies ? Vous le dites, c'est possible ! Que le doute me soit du moins permis : je ne cherche la vérité ici, ni par la foi, ni par l'autorité du *Magister dixit*, mais bien par la logique et une puissance de faits qu'on ne puisse contester. Allant terre à terre, passons du connu à l'inconnu, ne nous lançons pas dans le vague, ne perdons pas de vue que la vérité est *une, multiple*, et qu'un principe vrai, selon notre caprice et pour les besoins de la cause, ne peut avoir ou perdre tour à tour ce caractère sacré de vérité sans cesser d'être à l'instant même.

Ce que nous avons dit de l'action du froid sur l'organisme, nous le disons également du calorique concentré à un haut degré, mais avec des caractères différents et une marche inverse. Dans le premier cas, le principe vital oppose, par son calorique inhérent, une force de résistance aussi puissante que possible à l'action fâcheuse d'un froid vif, qu'il combat avec toute l'énergie dont il est susceptible ; l'action du froid alors est lente et graduée, tandis que, dans le second cas, celle du calorique élevé est subite, instantanée et promptement désorganisatrice. Cependant, quand le fait de l'ustion ne dépasse pas les limites du premier ou du deuxième degré, que la rougeur vive n'a pas trop d'étendue, et que le désordre n'est pas tel que l'épiderme soit détruit et enlevé, s'il n'y a que quelques phlyctènes isolées sur une petite surface, eh bien ! dans ces conditions, sous l'action du calorique rayonnant à une distance qui n'augmente pas la douleur qui existe, et la maintienne dans cet état, si on a le sang-froid et le courage de la supporter quelques instants, on voit l'équilibre et l'harmonie se rétablir bientôt, et la douleur disparaître ainsi que la rubéfaction ; c'est du reste le moyen journalier à l'usage de ceux qui par état sont sujets à être surpris par ces sortes d'accidents. Ici même principe, même résultat, *simile curatur simili.*

Du rapprochement de ces deux faits pris dans les limites extrêmes des contraires, autant que possible, dans l'idée qu'on y attache vulgairement, ressort cette vérité incontestable, c'est que le froid a été combattu par le froid, ainsi que la lésion déterminée par le calorique a été guérie par l'action du calorique, actes que nous traduirons par cet axiome médical : *Similia similibus curantur.*

Il n'est pas nécessaire, sans doute, de faire ressortir toute l'analogie qui existe entre l'atonie et les phlegmasies, telles que l'école les comprend du moins, avec ce que nous avons dit des lésions déterminées par l'action du froid et celles qui reconnaissent pour cause l'action du calorique? Que de réflexions justes et profondes doivent naître de cet aperçu succinct sur la vérité en médecine comme art de guérir !

Ici se termine naturellement l'obligation que consciencieusement je m'étais imposée, de rechercher si, par le raisonnement et les faits, le *similia similibus* n'était pas le seul principe et l'unique base sur lesquels la médecine, comme science vraie, dût reposer et s'asseoir.

Sans doute, m'objectera-t-on, vous pouvez avoir raison dans la limite des faits exposés; les notions les plus élémentaires de physique sur lesquelles repose votre raisonnement, ne vous font-elles pas défaut dans les neuf dixièmes des cas de pathologie médicale? n'est ce pas en quelque sorte sur l'exception que vous baseriez votre loi de similitude comme principe seul vrai? Ce principe, du reste, n'est pas nouveau, nous le reconnaissons nous-mêmes, mais son application est si rare, que nécessairement la science a dû passer outre, sans beaucoup s'en préoccuper? Cette objection, assurément, ne manque ni de force ni d'un certain semblant de vérité ! Mais cette réflexion aussi vraie que vous l'énoncez de bonne foi, ne vous condamne-t-elle pas elle-même? Eh quoi! dans vos idées médicales, vous ne reconnaissez et n'avouez comme vraie que l'exception? C'est d'une manière fort ingénieuse reconnaître implicitement que le reste est erreur.

La vérité est *une, multiple,* avons-nous dit; passons à un autre ordre de faits où le *ab usu in morbis,* à défaut de notions physiques, nous éclairera sans doute, car *vita brevis, ars longa,* et malheur à celui qui dédaigne de tourner à son avantage l'expérience des siècles et de la tradition !

En première ligne se présente, tout d'abord, la variole, originaire de l'Asie, berceau du monde. Aaron (*Aharoun*) en fait mention 622 ans avant l'ère chrétienne ; de temps immémorial, en Géorgie, dans l'Indoustan, on inoculait cette maladie terrible pour la rendre moins meurtrière. Cette opération, inconnue en Europe, fut pratiquée par Timoni en 1675. Selon un manuscrit arabe de la bibliothèque de Leyde, une épidémie de variole fut observée pour la première fois en Arabie en 571 ; portée en Egypte, en 640, par le calife Omar, elle se répandit partout où les Sarrasins portèrent leurs armes, en Espagne, à Naples, de là en France, d'où elle fut transmise dans tout l'ancien et le nouveau continent. Sans doute, ce n'aura été qu'après bien des essais négatifs, qu'une circonstance heureuse et fortuite aura fixé l'attention sur ce moyen extrême, l'inoculation, pour se préserver d'une affection si terrible et d'autant plus affreuse, qu'on ne peut jamais avoir la certitude d'en être exempt, et qui frappe indistinctement tous les âges, tous les sexes et toutes les conditions. Longtemps pratiquée, l'inoculation a été abandonnée depuis que l'expérience et le succès ont sanctionné et couronné les premières notions de vaccine dues en Europe à Rabaud-Pommier, ministre protestant, à Montpellier, et que Jenner a par suite su vulgariser par l'extension et la publicité qu'il leur a données en son nom (1). Pour

(1) Si Jenner n'est pas, à proprement parler, l'inventeur de la vaccine, au moins il a eu le talent d'en tirer tous les avantages que les premiers observateurs n'avaient fait qu'indiquer ou entrevoir, et notre patrie peut à bon droit réclamer sa part dans cette heureuse invention ; elle doit en revendiquer l'idée mère et première, et les Anglais, qui

bien des personnes, même éclairées, le virus vaccin est le contraire de la variole : à ce seul titre il est admis; pour le médecin, quelle que soit l'école à laquelle il appartienne, le vaccin n'est que le produit d'une affection maladive, ou *cow-pox*, qui se développe sur le pis de l'espèce bovine et dont l'analogie est tellement identique avec le bouton de la variole, qu'il agit moins comme préservatif que comme annihilant le germe variolique encore à l'état latent chez l'homme, et cela toujours par le même principe *similia similibus*.

Ce que nous avons dit de la variole, nous le dirons également de la gale et de la syphilis; c'est par la loi des semblables que le soufre est le spécifique de la première, et le mercure, de la seconde, autant toutefois que ces affections se présentent avec tous les caractères pathogénésiques qui leur sont propres; par elle encore on se rend compte de l'action du quinquina dans les fièvres intermittentes, paludéennes; on s'explique l'efficacité de la belladone dans la véritable scarlatine, telle que l'ont décrite Sydenham et Plenciz, que non-seulement elle guérit, mais même dans les épidémies de cette nature, cette substance administrée convenablement avant la manifestation de ses prodromes, suffit pour la prévenir. C'est en vertu de cette même loi, que l'*arnica montana* justifiait l'heureuse dénomination de *panacea lapsorum*; par elle encore sont scienti-

ont enlevé à Pascal sa presse hydraulique, à Dalerme sa pompe à feu, à Lebon son thermolampe, à Montalembert ses affûts de marine, à Guyton-Morveau ses moyens de désinfection, à Curaudeau sa théorie du chlore, au chevalier Paulet sa méthode d'enseignement mutuel, qu'ils ont appelée méthode à la Lancastre, se sont également approprié tout le mérite d'une découverte dont la première pensée leur a été donnée par un Français, et dont l'étude et la juste appréciation ont été, même de leur aveu, plus rigoureusement suivies parmi nous que parmi eux (Husson, *Diction. des Sciences méd.*, t. LVI, p. 394 et 395).

fiquement expliqués et justifiés les succès obtenus dans certains embarras gastriques, les fièvres bilieuses, certaines espèces d'asthme, la métro-péritonite, la pneumonie aiguë, la pleuropneumonie, le rhumatisme articulaire aigu ou chronique, l'hydrathose, le croup, la coqueluche, certaines angines, certaines tumeurs hæmatodes, la varicelle conoïde, la variole, les varices, etc., etc., quand il y a homœopathicité (et non identité dénominative) entre ces différentes affections et les effets pathogénésiques ou mieux physiologiques et caractéristiques du tartrate antimonié de potasse, ou tartre stibié (page 45).

La loi des semblables individualise tout, jusque dans les détails les plus infimes ; son succès n'est qu'à cette condition, car plus elle s'éloigne de cette pratique, moins, par conséquent, elle est semblable à elle-même, et se rapproche de l'abus que fait l'allopathie de tout généraliser d'une manière trop absolue.

Pour nous résumer et conclure enfin, nous dirons que ni le système des probabilités, ni la loi *contraria contrariis*, ne peuvent être acceptés comme principes positifs en médecine. La vraie science médicale reposant sur des faits connus, dont la théorie rend parfaitement compte et que l'expérience sanctionne et justifie journellement, ne peut reconnaître comme guide sûr et certain que la loi *similaire*, qui dès lors devient sa *boussole*, et si l'application raisonnée que le génie de Colomb sut en faire dota l'ancien continent d'un monde nouveau et inconnu, Hahnemann, l'érudition même, doué d'un esprit essentiellement juste et observateur, a, par l'expérience éclairée, qu'il sut également faire pendant soixante ans de courage et de dévouement, du principe *similia similibus*, doté l'humanité tout entière d'un bienfait nouveau. Le premier puise le sentiment des découvertes dans le besoin de la renommée, d'une vie aventureuse, et le feu d'une imagination ardente ; le second, la tête voilée par la douleur (1), dans le sentiment si doux, si naturel, si vrai de l'amour de la famille et de l'humanité; l'un et l'autre s'exposent avec non moins de calme et de résignation, celui-ci sur les vagues de l'Océan, celui-là sur celles non moins redoutables de l'*expérimentation pure ;* tous deux attachent leurs noms à jamais célèbres à deux sciences qu'ils créent en quelque sorte, par l'application raisonnée qu'ils font d'un guide sûr et certain, chacun dans sa spécialité, sciences aussi anciennes que le monde, et qui ne finiront qu'avec lui. La gloire de l'un, plus brillante, plus triomphale, lui suscite des ennemis puissants ; celle de l'autre, non moins belle mais plus douce et plus vraie, fait éclore ces passions qui se cachent, honteuses, n'osant avouer la bassesse de leur origine, la jalousie et la haine. L'ingratitude royale fait périr dans les fers celui pour qui un trône . . . eût été trop peu ! L'indifférence du peuple laisse passer, insouciante, ce vieillard plus qu'octogénaire, dont le cœur a battu plus d'un demi-siècle pour assurer un soulagement à ses misères physiques et morales ! L'antiquité lui eût érigé des autels (2)! ! Colomb meurt en regrettant un pouvoir dont il a joui, mais qui n'est plus ! Hahnemann, entouré d'un petit nombre d'amis, chargé d'ans, affaissé sous le poids de la science, s'éteint avec le sentiment de douce satisfaction que donne un devoir accompli; le regret d'être méconnu peut-être, mais certain de la vérité, il espère en elle, comme dans celle qui lui donne l'assurance d'un avenir

(1) Hahnemann, ayant perdu sa première femme et ses enfants, se livra à l'étude de la chimie où il excella, et ce ne fut qu'en 1790 qu'il reprit l'exercice de la médecine.

(2) La ville de Leipsick, qui l'avait chassé, lui a depuis élevé une statue sur une de ses principales places publiques.

meilleur ; ainsi se retirèrent de la scène du monde, qu'ils ont illustrée à trois siècles et demi de distance, les deux plus grands génies des découvertes, se créant l'un et l'autre des droits imprescriptibles à l'amour et à la reconnaissance de la postérité.

Quant à nous, qui nous trouvons, pour ainsi dire, à ce moment critique de transition où l'erreur froide, égoïste, se drapant, superbe et dédaigneuse, dans sa vanité scientifique qui s'écroule, s'applique à voiler la vérité, aidée en cela autant par notre amour-propre que par la puissance des préjugés qui nous entourent et qui nous dominent, que devons-nous faire? Certes, il faut largement concéder à l'intérêt, à la faiblesse humaine! Ce n'est pas quand on est arrivé aux deux tiers de sa carrière dont plus de la moitié a été consacrée à une étude consciencieuse, faite jour et nuit, pour se créer une position honorable, qu'on est disposé à faire en quelque sorte table rase de ce que l'on a appris dans un âge où le travail, secondé de toute la vigueur de la jeunesse, coûte si peu, qu'on recommence l'étude abstraite de choses toutes nouvelles, contrepied de ce que l'on sait et pratique depuis longtemps. Il est plus facile, sans doute, de se retrancher dans un quant-à-soi prétentieux et plein d'une suffisante incrédulité ! Mais si la force ou le besoin de l'étude font défaut, sachons du moins garder un silence que nous impose autant la dignité professionnelle que le respect que l'on se doit à soi-même , et quels que soient les nouveaux devoirs et les obligations que puisse nous créer la loi des semblables, nous devons comme médecin les reconnaître, et dès lors, à cet appel de la conscience, nous répondrons : — A l'œuvre !

De l'exposé de ces faits incontestés et incontestables ressort nécessairement la loi *similia similibus;* ce principe ayant dès lors pour nous toute la force, toute la puissance que nous n'oserions contester à un axiome de géométrie, qui se démontre par l'acte seul de son énonciation, deviendra, dans un avenir peu éloigné, la loi générale de la thérapeutique, quelle que soit l'école à laquelle on appartienne, comme il en a en quelque sorte été jusqu'ici l'exception; mais telle est la bizarrerie de notre pauvre nature, que, puisant son mauvais vouloir dans l'orgueil même de sa susceptibilité blessée, jalouse de n'avoir pas trouvé l'application d'un principe vrai près duquel elle a passé mille et mille fois, elle ne pardonne pas à un autre de s'être approprié UNE CHOSE qui se trouvait dans le domaine public, la vérité. Alors, pour ôter le mérite, autant qu'il est en elle, sinon à l'inventeur (la vérité, étant d'essence divine, ne s'invente pas), du moins au génie qui en a su faire l'application, surtout si c'est un contemporain, elle va fouiller, compulser dans les âges antérieurs, et comme il y a plus de deux mille ans que Hippocrate en a fait mention, elle revient un peu consolée, triomphante, criant bien haut : La loi des semblables ! Est-ce qu'elle est nouvelle?—Soit. Mais l'application qu'en a faite l'étonnant vieillard de Meissen est nouvelle autant que juste, et si Hahnemann n'eût que donné son nom à la préparation du mercure noir, oh ! assurément, il eût été un homme supérieur, un génie hors ligne, comme tels et tels inventeurs de pilules, de poudres, de pâtes, etc., etc. *ejusdem farinæ!!* Mais la grande faute de l'auteur de l'homœopathie, faute que ses contemporains ne lui ont pas pardonnée et dont deux générations garderont encore le souvenir hostile : c'est le MOI HAHNEMANNIEN ! Il impose en maître absolu à ses disciples

son exemple, leur trace la route, indique la manière d'exploiter et de connaître le terrain; c'est une ligne droite en
dehors de laquelle insuccès ou erreur, mais résultats positifs,
d'autant plus certains qu'on s'écartera moins du tracé qu'il a
laissé, avec cette autorité et cette haute franchise, caractère
distinctif de la vérité même. Sans doute nous subissons la loi,
mais nous ne pardonnons pas qu'on nous l'impose : ainsi le
veut notre amour-propre, ce qui n'empêchera pas qu'avant
peu l'humanité tout entière bénira sa mémoire, et ses idées
médicales triompheront des préjugés et de l'intérêt surtout
qui s'applique à les repousser *per fas et nefas*.

De là, deux écoles rivales qui semblent exclusivement aujourd'hui se disputer la scène du monde médical; l'une,
l'allopathie, défend *unguibus et rostro* son prétendu droit d'aînesse, les prérogatives et les priviléges qu'elle s'est créés;
l'autre, l'homœopathie, combat encore pour son principe,
son droit de cité, sa place au soleil. Guérir est le but que
toutes les deux se proposent; pour la première, entrevoir la
maladie, la dénommer, c'est la connaître; la seconde, pour
connaître, analyse, particularise l'affection maladive et en fait
une sorte d'individualité (C). Dans l'enfance de l'art, on dut
s'appliquer tout d'abord à guérir les maladies, bien qu'elles
n'eussent pas encore de dénominations arrêtées; le malade
était exposé dans les carrefours, sur la voie publique, près de
sa demeure, et chaque passant alors, comme aujourd'hui
chaque visiteur, se faisait un devoir d'indiquer un remède
ou les moyens qu'il avait vu mettre en pratique pour guérir
des affections qui pouvaient avoir plus ou moins d'analogie
avec celle qu'on lui présentait. Les remèdes devaient être
nombreux, souvent répétés ou changés. Plus tard, la science

se créa, grossière encore, elle amplifia sur les croyances po-
pulaires ; les médicaments, entassés pêle-mêle, donnèrent lieu
à la thériaque d'Andromaque et de Mithridate, monstrueux
assemblage de soixante-quinze à cent dix substances médicamenteuses diverses et hétérogènes. Si c'étaient les beaux jours,
l'apogée de la polypharmacie, hâtons-nous d'ajouter que c'é-
tait également l'enfance de la médecine comme science ; pendant bien des siècles, les systèmes, les théories se succédè-
rent tour à tour sans que la médecine, comme art de guérir,
fît de sensibles progrès. Il était sans doute dans les décrets de la
Providence réservé à Hahnemann, si érudit, si judicieux observateur, de découvrir et d'indiquer à son époque et aux siècles à
venir le seul moyen qui pût réellement assurer à l'art une pro-
gression ascendante par l'expérimentation des médicaments sur
l'homme en état de santé. Frappé de la confusion et du désordre
qui régnaient dans la thérapeutique scolastique de son temps,
où les remèdes entassés sans nombre étaient administrés, ce qui
rendait impossible l'appréciation exacte de chacun d'eux en particulier, et instruit par la tradition, Hahnemann ne pouvait oublier qu'Hippocrate avait écrit : « *La maladie vient par les
semblables, guérit en lui opposant des semblables.* » Paracelse
lui-même, entrevoyant tout ce que ce principe avait d'avenir,
avait été plus explicite : *Scorpio scorpionem curat,* avait-il dit (D).

La vaste érudition d'Hahnemann lui rappelant sans cesse
des affections guéries par des remèdes que d'autres auteurs
accusaient également de déterminer, lui donna assez de force
de volonté pour faire table rase de toute cette thérapeutique
hétérogène ; il se mit à étudier, à expérimenter sur lui-même
l'action d'*un seul* et *unique médicament.* Le quinquina, qui
déjà avait rendu de si grands services à l'humanité, fut cette

heureuse substance qui était appelée à lui en rendre de bien
plus grands encore, par l'*éclosion* du grand principe général
de thérapeutique qu'il a déterminé en 1790. Pendant quinze
ans, Hahnemann concentre en lui-même cette heureuse découverte, qui éclaire sa pratique, et ce n'est qu'après s'être
assuré par des faits nombreux et constants qui justifient et
sanctionnent son principe, qu'il publia en 1805 le *Fragmenta
de viribus medicamentorum positivis*. Une nouvelle médecine
venait de naître? Non! mille fois non !!! mais bien la vraie thérapeutique, reposant sur un principe immuable, entrevu dès l'origine de l'art, et que sanctionne une expérimentation journalière.

« Tout système de pathologie, a dit Bichat, reflue sur la
thérapeutique ; aussi la voyons-nous prendre et affecter des
formes différentes selon l'idée dominante de l'époque. » Bichat
était alors dans le vrai, sans doute ; mais ici c'est la proposition inverse qui est la vérité ; le spiritualisme du patriarche
de Kœthen vient renverser ce matérialisme officiel, qui trouve
sa raison d'être dans la liaison nécessaire du *contraria contrariis*, comme principe thérapeutique, avec la manière iatro-
mécanique dont on se représente les phénomènes pathologiques et physiologiques. La thérapeutique du dynamisme de
Hahnemann s'éloigne autant de celle des autres systèmes que
l'essence diffère de la matière ; ainsi s'explique et se justifie
l'infinitésimalité dénominative des doses homœopathiques qui
ont pour base la pathogénésie médicamenteuse, telle qu'elle
ressort de l'expérimentation pure sur l'homme en état de
santé : l'idée dominante de la pathologique est l'essentialité
des maladies (sous la dénomination de *psore*) ou trouble dynamique qui, détruisant l'harmonie générale ou partielle, constitue des diathèses générales, ou des affections locales dont

le mode d'action primitif ou secondaire échappera toujours à notre appréciation matérielle; la base de la physiologie et de la pathologie est l'unité de l'homme, résultat intime de l'union de l'âme (*spiritus*) et du corps (*corpus*) (E).

Tout cela, dites-vous, est une théorie un peu trop entachée de métaphysique; mais, si nous n'avons plus de raison valable ni plausible pour rejeter d'une manière absolue votre principe *similia similibus*, n'ayant pas inscrit sur notre bannière : *Melius errare, quam cum Harveio esse circulator* (1), du moins permettez-nous de repousser de toutes les forces de notre conviction la posologie fictive, imaginaire, des médicaments homœopathiques, et leur action possible sur l'économie; nous qui depuis de nombreuses années, ainsi que vous l'avez fait vous-même pendant vingt-cinq ans et plus, administrons les mêmes substances de 3 et 5 centigrammes, jusqu'à 5, 10, 20, 30 et 40 grammes et plus, et cela souvent sans effets notables, pas plus sur le malade que sur la maladie, vous voudriez qu'il nous fût possible d'admettre et de croire que ces mêmes médicaments, à la dose d'un millionième (F), d'un quintillionième (G), d'un décillionième (H), peut-être, produisent chez l'homme en santé comme en état de souffrance des phénomènes appréciables et même perturbateurs ? C'est vouloir exiger d'une manière absolue que nous renoncions aux droits imprescriptibles de la raison même la plus élémentaire. Votre objection est plus spécieuse que fondée en fait et en droit, et les preuves empruntées aux sciences

---

(1) L'espagnol Michel Servet, que, dans son esprit de réforme évangélique, Calvin fit brûler vif à Genève en 1553, est le premier qui ait découvert la circulation. Voyez Flourens, *Histoire de la découverte de la Circulation du Sang*, Paris, 1854, p. 11.

exactes, à l'*allopathie* elle-même, et aux lois physiques et morales, vaincront, j'espère, les préventions que, comme vous, et plus que vous peut-être, j'ai eues moi-même à l'égard de l'action réelle des doses homœopathiques.

En principe, qui peut plus peut moins, c'est un axiome qui n'a pas besoin de démonstration (I). Hahnemann commençant ses expériences par la décoction de quinquina qu'il prit plusieurs jours de suite, ne put donc être amené que par la *force des choses* et l'expérience d'inconvénients majeurs à établir sa posologie, ridicule à votre point de vue, et une des causes efficientes qui éloignent le plus de l'étude de l'homœopathie. Il le savait, et cependant c'est un des caractères essentiels de sa méthode sur lequel il revient sans cesse, recommandant toujours de n'employer les médicaments qu'à la plus haute dilution, c'est-à-dire au décillionième (1).

L'allopathie, ainsi que sa rivale, emploie le plus ordinairement les mêmes médicaments ; leur mode de préparation varie essentiellement, conséquence rigoureuse des théories de l'une et de l'autre école ; cependant un *seul* médicament, entre tous, celui, de votre aveu même, le moins variable dans son action thérapeutique, le *seul*, à la vérité, que l'école *dynamise*, à son insu, imitant avec excès la méthode opposée, est le tartre stibié (émétique) ou le tartrate acide de potasse et d'antimoine, soluble dans deux portions d'eau bouillante et quinze parties d'eau froide. Or, cinq centigrammes de tartre stibié administrés seuls, abandonnés à eux-mêmes pour ainsi

---

(1) Dénomination regrettable tendant à donner une idée fausse de l'objet qu'elle exprime : celle de X^a puissance me paraît préférable, 170 à 180 grammes d'alcool ou d'eau distillée suffisant pour porter une substance médicamenteuse à cette dilution.

dire (sans *correctif*, il est vrai), n'ayant pour *adjuvant* dans vos idées que l'infusion chaude (où il est soluble une partie sur deux), donnés dans un litre d'eau, déterminent un trouble, une agitation effrayante, des déjections' alvines, des vomissements accompagnés d'une anxiété terrible, de sueurs froides, gluantes. Une pâleur mortelle, un état d'affaissement, d'anéantissement indicibles se manifestent; toute l'économie est troublée, bouleversée; la vie semble s'éteindre, c'est une lutte qui s'établit, en quelque sorte, entre l'existence attaquée dans son principe et l'action physiologique du médicament. Si vous pensiez par là vous conformer aux indications du précepte de Celse : *Tutò, citò et jucundè*, vous avouerez sans peine que, sous ce dernier rapport, l'application n'en est pas heureuse (1). Ce sont là, à n'en pas douter, les effets naturels du médicament *dynamisé* ou *dilué*, administré à *doses massives*, et cependant votre rapport n'est que de 0,05 : 1,000 grammes. Celui de l'homœopathie n'est jamais que de 1 : 100. Et, chose bien étonnante, ce même tartre stibié, à la dose de 0, 20, 40, 60, 80 centigrammes et plus, mis dans une potion de 170 à 200 grammes, détermine à peine quelques nausées, quelques rares vomissements, quelques déjections alvines, sans trouble, sans secousse pour ainsi dire. Que conclure, je vous le demande, du rapprochement de ces deux faits si différents entre eux, tout en reconnaissant pour cause efficiente une seule et même substance médicamenteuse? Dans un liquide cinq fois moindre, ayant quinze fois moins

---

(1) Trois à quatre globules de la Ve ou X^e puissance, dans un cas où l'émétique serait homœopathiquement indiqué, eussent, en peu de temps, sans cet appareil effrayant et inquiétant de symptômes perturbateurs, ramené l'état de santé.

d'affinité pour votre médicament, vous en ajoutez quatre, huit, douze, seize fois plus que dans le premier cas. Ceci a-t-il besoin de commentaire? De deux choses l'une, ou vous avouerez que vos médicaments ont d'autant moins d'action que vous les administrez à doses plus compactes, ce qui naturellement paraît inadmissible, ou vous serez forcé de conclure avec nous que la propriété médicamenteuse est d'autant plus active que, par la préparation, on a plus développé sa vertu dynamique ou son principe actif, et que, dans ces conditions, la prudence exige qu'on ne l'administre qu'à doses excessivement minimes, ce que fait l'homœopathie. Et ceci ne vous paraît pas rationnel?

Cette preuve de l'action des doses infinitésimales empruntée à l'allopathie elle-même nous permet d'aborder un autre ordre de faits. Allez-vous nous citer l'exemple de votre grain de musc, qui pendant dix ans, sans perdre une parcelle de son poids, appréciable du moins au plus parfait de nos instruments de pondération, provoque des spasmes, des étourdissements et des migraines? de ce grain de poivre, couvert de son épithélium, qu'impunément vous tiendrez quatre ou cinq minutes sur la muqueuse buccale sans autre sensation que celle que donne un corps étranger, inerte, et dont le moindre atome réduit en poudre détermine cette saveur chaude, âcre, piquante et désagréable? de votre barreau aimanté qui, tout en conservant sa puissance primitive, communique par le plus léger frottement sa force à des milliers de barres de même métal? de cette pâte qu'un atome de levain échauffe et rend fermentescible? de ce fait si connu enfin arrivé au savant et célèbre voyageur Humboldt, qui, malade sur les bords de la Plata, trouvait à l'eau qu'on lui donnait pour boisson l'odeur pénétrante et nauséabonde d'une plante de la famille des Nénuphars, et dont il ne put, une fois rétabli, retrouver les premiers vestiges qu'en remontant à plus de trois cents lieues un des affluents du fleuve? Non ; mais ne devons-nous absolument croire qu'à ce qui frappe nos sens et à ce que notre esprit comprend? Nous admettons sans conteste depuis les trente-deux vibrations du son le plus grave jusqu'aux douze, quinze et dix-huit mille vibrations par seconde que forme le plus aigu des sons perceptibles, et que produit le bruit strident de l'aile de certains insectes ; nous admettons également les quatre cent mille kilomètres que parcourt par seconde la lumière solaire ; nous admettons encore qu'il y a des astres assez éloignés de notre planète pour qu'il ne faille pas moins de trois à quatre ans pour que leur clarté puisse arriver jusqu'à nous, de manière que, ces mêmes astres ayant cessé d'exister, nous la recevrions encore pendant le même laps de temps? Eh mon Dieu ! que n'admettons-nous pas quand nos intérêts matériels sont sauvegardés et que notre amour-propre comme savant est intéressé à croire? Nous croyons fermement que les corps solides dégagent de la chaleur par le frottement, qu'une roue prend feu lorsqu'elle tourne rapidement sur son essieu, que les tourillons des rouets dans les machines à rotation s'échauffent au point d'enflammer leurs supports ; que deux morceaux de glace au-dessous de zéro, frottés vivement, donnent assez de chaleur pour se fondre à leur surface? Mais admettre que le sel ou le sucre de lait, inodore, dur au point de craquer sous la dent, cristallisant en prismes réguliers, insoluble dans l'alcool,

Fournissant 5. Proportion, carbone........ 45,94
4.   —   hydrogène...... 6,00
4.   —   oxygène........ 48,86

puisse, par le frottement méthodique hahnemannien, avoir une

action quelconque sur la substance médicamenteuse que l'on
triture avec lui pendant une heure et plus : C'est ce qui n'est
ni possible ni rationnel d'accorder, parce que c'est par la trituration que la puissance dynamique des préparations homœopathiques se développe.

Dans un bloc de glace d'un mètre cube, je suppose, déta-
chons, soit par le fait, soit par la pensée, un décimètre cube
pris sur un de ses angles ou une de ses arêtes, pratiquons une
cavité telle, qu'étant de même grandeur et profondeur, on
puisse établir la cuvette d'un thermomètre tant sur le bloc que
sur la partie détachée ; l'instrument n'indique-t-il pas un
même degré de température (même action dynamique)? Faut-
il de là conclure que le degré susceptible de congeler un décimètre cube d'eau distillée solidifiera également un mètre cube?
Non, sans doute ; mais, le cas échéant, bien qu'isolé, le thermomètre... *ut suprà*... égalité parfaite...

L'alcoomètre centésimal ou tout autre aréomètre ne
donne-t-il pas le même degré d'alcool absolu (puissance dynamique), que l'expérience se fasse soit sur une pièce de cinq à
six hectolitres, soit sur un vase d'une contenance d'un déci-
litre, ou moins? Que conclure de là ? C'est que, lorsqu'il s'agit
de puissance dynamique, la partie indique autant de ces puissances que le tout. Ceci, dans l'espèce, est aussi certain qu'il
est évident que le tout est plus grand que la partie.

Nos doses homœopathiques sont trop minimes pour avoir
de l'action, dites-vous (*dura lex, sed lex ;* ainsi le veut l'expérience). Prenons pour unité le centilitre, la formule algé-
brique est la même; que A soit 10 grammes d'une alcoolature quelconque ; B, pour établir notre rapport de 1 : 100,
représentera un litre. Agissant d'après les principes de la mé-

thode hahnemannienne, trente litres d'alcool porteront au décillionième votre centilitre. Mais, dans l'intérêt du client, qui ne peut ni ne doit, selon toute justice, faire tous les frais de l'expérimentation, essayez sur vous-mêmes... Vous serez alors susceptibles d'apprécier l'action que peut avoir un médicament au *décillionième*, surtout si vous expérimentez avec une alcoolature d'acide arsénieux, de noix vomique ou de belladone, et ne perdons pas de vue qu'un médicament justifie d'autant plus cette *qualification, que par son administration il offre moins de principes assimilables à l'économie.*

Rendons, s'il est possible, par un exemple plus palpable encore, l'action dynamique et la puissance des doses infinitésimales des médicaments homœopathiques ; établissons dans un tube de verre ou tout autre, mais de préférence dans un tube de verre (parce que nos sens, dans lesquels nous avons toute confiance, nous permettront de suivre graduellement les mutations qui s'opéreront), un cube de glace de cinq centimètres, marquant quatre degrés au-dessous de zéro. Dans un autre tube de même hauteur, même dimension, mettons un centimètre cube de cette même glace, concassée, nous aurons déjà une légère différence dans le degré de température déterminé par le fait même du broiement ; continuant la manipulation, nous arriverons par la trituration à ramener à 0 glace ce solide qui, sans interposition d'une chaleur étrangère, est revenu à l'état liquide. Si maintenant nous exposons ce tube au-dessus d'une lampe à esprit-de-vin, nous verrons le liquide s'élever, arriver à l'ébullition, passer à un état de vapeur, tel que si le tube est luté, la force d'expansion fera éclater le récipient. Il ne viendra sans doute à l'esprit de personne de ne pas admettre que le moindre atome de cette

vapeur ne contienne infiniment plus de calorique (ou puissance dynamique) que le cube de glace mis dans le premier
tube? Or, ici l'analogie est frappante entre la préparation du
médicament homœopathique et ce qui s'observe dans le tube
n° 1, image du médicament allopathique? Mais, si nous, allopathes, continuant l'idée de votre comparaison, nous établissons
sous le tube qui est notre lot, d'après vous, la même lampe
à esprit-de-vin : n'arriverons-nous pas au même résultat?
C'est évident, les mêmes causes produisent les mêmes effets !
Mais, dites-moi, le tube n° 2 ne vous figure-t-il pas assez bien
votre *seul* grain de tartre stibié étendu dans un litre d'eau
bouillante, et le tube n° 1 est-il, de bonne foi, autre chose
que vos 4, 8, 12, 16 grains et plus de ce même tartre stibié
mis dans une potion faite selon l'art, avec *adjuvant* et *correctif*, il est vrai? Le rapprochement de ces faits incontestables
ne doit-il pas être le sujet de réflexions graves et sérieuses ?
Renonceriez-vous donc alors, d'une *manière absolue, aux
droits imprescriptibles de la raison même la plus élémentaire?* Mais nous réussissons parfois, dites-vous. Je le sais;
moi-même, comme vous, j'ai également réussi autrefois. Mais
en vertu de quelle loi thérapeutique agissez-vous? quelles
données scientifiques vous éclairent et vous guident? Est-
ce une application rationnelle de la loi des contraires?...
du contro-stimulisme? Mais, pour vous édifier à cet égard, et
afin que l'illusion ne soit plus possible sur la valeur réelle
de vos succès, qu'il me soit permis de tourner contre vous-
mêmes vos propres armes : « Quant à leur usage (émétiques)
« comme moyen perturbateur, le résultat est chanceux, il
« sera toujours impossible de fixer les circonstances d'une
« médication qui, de l'aveu de ceux mêmes qui l'emploient,

« accorde beaucoup au hasard. Aussi, dans ces cas, voit-on
« souvent le médecin, *moteur aveugle* d'une *machine dange-*
« *reuse*, vanter comme *un succès* ce qui n'est qu'une *impru-*
« *dence heureuse* ou seulement *impunie* (1). »

Serait-il donc dès lors nécessaire de recourir à des preuves
morales, qui intrinsèquement puisent leurs sources dans le sujet que nous traitons : «Ceux qui sont capables d'inventer sont
« rares ; ceux qui n'inventent pas sont en bien plus grand nom-
« bre, et par conséquent les plus forts, et l'on voit que pour
« l'ordinaire ils refusent aux inventeurs la gloire qu'ils méri-
« tent. Ainsi nous conservons obstinément nos préjugés, nous
« en admettons même de contradictoires, faute d'aller jusqu'à
« l'endroit par lequel ils se contrarient.»

Ces paroles d'un penseur profond (Pascal) ne trouvent-elles
pas ici leur application avec autant de force que de justice?
Nous croyons dans les sciences physiques et chimiques à des
méthodes, à des procédés difficiles, au point que pour être à
même d'en apprécier la vérité, il nous faudrait bien des années d'une étude assidue et constante ; nous accordons à leurs
auteurs, hommes recommandables par leur caractère, leur érudition, leur science, une confiance pleine et entière, et pourtant leurs travaux sont loin d'avoir pour nous l'intérêt que
nous attachons à l'existence et aux besoins de recouvrer une
santé compromise par la douleur ou par la maladie. Pour
Hahnemann, l'érudition même, le premier parmi les premiers,
observateur juste, consciencieux, doué d'une mémoire si pro-
digieuse que tout ce qu'il avait lu, vu, expérimenté, était
constamment présent à son esprit, aussi étendu que profond,
étayé d'un jugement droit autant que sûr ; pour Hahnemann,

(1) *Dict. méd. chir. pratiq.*, t. VII, p. 106, lig. 2, art. *Emétique*. F. RATIER.

le génie le plus étonnant peut-être des temps anciens et modernes, auquel il a été donné, par une exception pour ainsi dire providentielle, de faire et d'accomplir *seul*, dans un demi-siècle de travaux et de recherches, ce que vingt générations successives eussent à peine ébauché ; pour Hahnemann, vous n'avez que le sarcasme et la raillerie, réservant sans doute votre admiration et votre enthousiasme échevelé à ces honorables industriels, chevaliers de l'ordre, fauteurs de recettes et de remèdes secrets, avec approbation toujours officieuse du moins, si elle n'est pas toujours officielle !

Eh ! quoi ! il serait un imposteur, cet homme taillé à l'antique, **VIR PROBUS**, qui vient avec cette loyauté et cette franchise, caractère distinctif du vrai, vous indiquer la route qu'il a suivie et vous dire : *Imitez-moi, mais imitez-moi bien, et vous verrez à chaque pas la confirmation de ce que j'avance. L'homœopathie veut être jugée d'après les résultats* (1).

Et c'est au dix-neuvième sciècle, si érudit, si éclairé, que les idées subversives de tout principe médical connu jusqu'alors font irruption. C'est au moment où le positivisme et le matérialisme trônent et dominent, qu'apparaît la doctrine homœopathique. Si j'osais *parvis componere magna*, je dirais : Son spiritualisme renversera le paganisme médical, et toutes ces idoles à la tête dorée, au torse couvert de banderoles, aux jambes et aux pieds d'argile, s'affaisseront sur elles-mêmes, foudroyées à leur base, avec toute la violence de la force dynamique, augmentée du carré du temps qu'elle aura mis à les frapper. Les homœopathes et leurs partisans ne seraient-ils pas en droit de vous dire, comme autrefois Tertullien aux proconsuls romains : Nous ne sommes que d'hier, et déjà

____

(1) *Matière médicale pure*. Paris, 1834, vol. Ier, p. 74, lig. 23 et 24.

nous nous comptons nombreux, dans le palais, dans le sénat, dans l'armée, dans la magistrature, dans les classes instruites et éclairées !!! On nous trouve dans vos cités, vos villas, dans la demeure somptueuse du riche, comme sous le chaume de la misère qui nous bénit, partout enfin ! Vos académies, vos facultés, vos écoles, seules, s'agitent et se lèvent contre nous :

> Cris impuissants, fureurs bizarres,
> En vain *nos* maîtres barbares
> Poussent d'*inutiles* clameurs.
> Le dieu, poursuivant sa carrière,
> Répand ses flots de lumière
> Sur ces *doctes* blasphémateurs.

Avec toute la force de répulsion et d'antipathie de l'erreur pour la vérité, vous ne pouvez pardonner à Hahnemann d'être venu vers vous, avec plus de savoir que de savoir-faire, vous initier aux secrets et aux merveilles de sa doctrine, doctrine, il est vrai, qui sape la vôtre jusque dans ses fondements, la vôtre qui est sans foi (1), sans principes (2), sans règles (3) autres que l'arbitraire (J), et qui n'a pu se maintenir et triompher jusqu'à ce jour, qu'autant qu'elle était attaquée par des systèmes et des théories aussi fausses que celles dans lesquelles vous vous prélassez. — Puisse la jeune génération médicale qui nous suit, vous être indulgente ! Celle qui lui succédera, vous aura oubliés.

(1) Stoerck, à quatre-vingts ans, cesse de croire à la médecine après une expérience plus que demi-séculaire; P. J. Barthez, etc., pour ne pas ajouter à ce nécrologe scientifique beaucoup d'illustrations contemporaines.

(2) Il est démontré que, ni le système des probabilités, ni le *contraria contrariis* ne peuvent être considérés comme des principes ou *axiomes vrais* en médecine.

(3) Chaque professeur un peu haut placé ne fait-il pas école ? De là, médecine de tels et tels. Faute de règles et de principes, on peut dire avec vérité que la médecine est *individuelle*. Quel progrès peut-on espérer de tant d'intelligences d'élite, qui se perdent dans l'isolement, faute d'un lien d'union qui les rattache à un principe sûr, positif ?

CONCLUSION.

Tout en regrettant ces dénominations fâcheuses d'allopathes
et d'homœopathes qui rappellent la lutte, nécessité malheu-
reuse de ce temps de transition, le *similia similibus* crée un
pricipe vrai, qui dans un avenir peu éloigné deviendra la loi
générale en médecine, comme jusqu'à ce jour il en a été l'exception. De ce principe, une croyance médicale, impossible
avant lui, une thérapeutique par suite variable dans sa posologie, soit ; mais thérapeutique résultant de la connaissance
physiologique de l'action pure des médicaments. D'après cette
prétérition et cette énonciation de principes, l'une et l'autre
dûment et logiquement déduites, la dissidence entre nous est
plus apparente que réelle, et dans aucun cas elle ne peut être
telle, qu'elle domine le sentiment de dignité professionnelle;
car, médecins avant tout, nous ne pouvons perdre de vue
les devoirs sacrés que la société nous impose, et si la science
désormais, par sa marche progressive en dehors des préjugés
d'une première éducation médicale, nous crée de nouvelles
obligations et de nouveaux devoirs, sachons les respecter et
les reconnaître, et tous, à ce double appel de l'honneur et de
la conscience, réunis sous la même bannière, nous aurons pour
devise ces belles et consolantes paroles de l'Apôtre des
nations :

*Unum corpus et unus spiritus, sicut vocati estis in una spe
vocationis vestræ.*

Épît. S. Paul, Éphés, chap. iv, vers. 4.

Un étudiant en médecine de 32e année.

NOTES.

(A) Les idées iatro-mécaniques, liquides d'abord, prennent leur source à Pergame, dans l'humorisme de Galien; répandues en Europe pendant le moyen-âge, elles se centralisent à Salerne, et surtout à l'antique et illustre école de Montpellier, où elles trônent et dominent en reines absolues, jusqu'au moment où Albert de Haller les solidifie à Berne, par l'application qu'il en fait à la physiologie; adaptées à la pathologie, l'école de Paris les matérialise, les momifie et produit l'*organicisme*, le *physiologisme*, qui, sous l'influence d'un mirage dû à la diction aussi habile que *rationnelle* de Broussais, rend la médecine *populaire* facile sans études, d'une application aisée à toutes les intelligences; et son succès fût-il aussi brillant qu'éphémère,

> Il était de ce monde où les plus belles choses
> Ont le pire destin.

Sa thérapeutique, bien que faisant appel aux trois règnes de la nature, s'éteint, ainsi que le système, faute d'une alimentation suffisante, asphyxiés par submersion dans l'eau d'orge lactée, gommée, édulcorée; exsangus, victimes de l'ingratitude de ces charmantes et intéressantes annélides, qu'ils avaient en quelque sorte déifiées; enfin blessés mortellement par la lame antiphlogistique du phébotome oxydé : triple décès, qui pour l'avenir permet peu d'illusions. Tel est le cercle vicieux ou la cause du peu de progrès que la médecine a faits, comme art de guérir, pendant tant de siècles.

(B) Le *ab usu in morbis* est-il autre chose que le dernier échelon de la routine médicale ? et l'empirisme né du *contraria contrariis*, bien que légalisé et jalonné par la patente, qui le rend inaccessible à celui de bas étage auquel vous faites allusion, en est-il moins un empirisme, que nous ne pouvons avouer? Sans doute le principe des contraires se tait sur l'action du mercure, dont il ne peut rendre compte; il n'est pas plus explicite sur les effets du soufre, et garde un silence absolu sur l'antipériodicité du quinquina etc., etc., etc., et même pour ce qui est de la propriété somnifère de l'opium, nous apprend-il autre chose que ce que tout le monde sait? *Pourquoi l'opium fait-il dormir?....* et on arrive à ce résultat désespérant par quinze et plus d'années d'études sérieuses, tant littéraires que scientifiques, par mille privations et sacrifices de toute sorte!!! **Mais évidemment le principe** *contraria contrariis* **nous fait faire fausse route !!!...**

(C) L'allopathie se préoccupe peu du genre.et de la nature de la douleur, qu'elle soit incisive, brûlante, lancinante, etc., etc., qu'elle se manifeste le matin, le soir ou la nuit, qu'elle soit ou non modifiée, calmée ou augmentée par le repos, le mouvement, etc., n'importe ! Si c'est un rhumatisme, par exemple, le liniment S. A, ou une application de sangsues, ou le vésicatoire selon l'inspiration du moment, ou l'article du journal lu la veille ou l'avant-veille sera prescrit. Aussi faut-il avouer et reconnaître à l'allopathie cet immense avantage sur sa, rivale, au point de vue de la célérité *train-express,* de pouvoir en moins d'une heure et demie, matin et soir, *observer* de quatre-vingts à quatre-vingt-dix malades réunis dans le même local.

Pour l'homœopathie, les conditions ci-dessus énoncées sont telles, qu'elle est obligée de tout analyser : douze, quinze substances médicamenteuses se présentent à l'esprit, elle n'a pas même la faculté de choisir un à peu près, il lui faut arriver et s'arrêter à un médicament, **UN SEUL,** qui pour réussir couvre parfaitement les caractères de la douleur, les modifications de l'organisme souffrant, qu'il soit en rapport de similitude complète avec le tempérament, la constitution, etc. Une demi-heure de recherches la retiendra sur un seul cas, en apparence des plus légers.

(D) Au début de ma pratique, appelé près d'un enfant piqué par un serpent, un des grands-parents, vieillard âgé de 72 à 75 ans, se tourmentait surtout de ce que le reptile n'avait pas été tué, par la raison, disait-il, qu'en faisant un cataplasme avec le *foie pilé* de *l'animal qui a mordu,* tout danger disparaissait. D'où pouvait provenir cette idée chez un homme de la campagne, illettré probablement? c'est de la tradition!!! A quelle époque remonte-t-elle ? Grâces mille fois soient rendues à la médecine du,dix-neuvième siècle! heureux physiologisme!!! qu'est-il besoin de tradition ? La médecine pourtant est fille des siècles et de l'expérience, et non des songes, d'après Jamblique, comme elle l'a été jusqu'à présent.

(E) 1° Thérapeutique ou connaissance exacte des effets physiologiques (ou pathogénétiques) de chaque médicament expérimenté sur l'homme en état de santé ; 2° essentialité des maladies dont la modification ne peut être de nature à être saisie et analysée, qui échappera toujours à nos moyens d'investigation ; appelez-la force vitale avec Hippocrate, *aura* ou archée avec Van Helmont, *anima* avec Stahl, vie organique, fluide nerveux, magnétisme, dynamisme, psore avec Hahnemann, électricité, etc ; 3° unité de l'homme, résultat intime de l'union de l'âme et du corps au point de vue de la physiologie comme de la pathologie : telle est, selon nous, la trilogie médicale sur laquelle repose la science comme art de guérir.

(F) Ces petites doses ne les voilà-t-il pas passées dans nos mœurs, admises, *bien portées?* Ce ne sont plus ces bols énormes, ces pilules même argentées? Non ; l'allopathie a mieux que cela, le désir d'une entente cordiale et l'esprit de convenance ! C'est le granule et la dragée, la dragée au reflet nacré, enrobée de sa plus belle couche saccharine, suave et candide qu'elle offre à l'homœopathie attardée peut-être, tout en nourrissant la douce espérance de faire passer l'un par amour de l'autre :

Nous sommes cousins
Germains.
Votre mère était sœur de feu mon digne père.

Mais celle-ci a flairé, qui, de l'acide arsénieux, qui, de la strychnine, qui, de l'atropine, à la dose d'un milligramme, poids métrique, il est vrai ; la dragée est de la rhubarbe, de l'ipéca, du calomel, au choix de 10 à 25 centigrammes. *Utile dulci !!!*

Timeo Danaos et dona ferentes.

L'expérience, compagne obligée de la science, justifiera la fin, sinon la moralité de l'apologue.

(G). Le simple raisonnement nous dit déjà qu'à quelque degré qu'on atténue un corps, jamais on ne parvient à l'anéantir. Mais il était curieux de savoir si la chimie perd absolument les traces des substances minérales dans les préparations homœopathiques. MM. Petroz et Guibourt se sont livrés à quelques essais et ont remis la note suivante avec autorisation de la publier. « En mettant dans un verre de montre une goutte de sublimé corrosif à la quinzième dilution (quintil-

lionième) et y ajoutant une fort petite quantité d'hydro-sulfate de
soude, il reste une légère couche opaque, qui présente une teinte noirâtre, manifeste surtout sur la limite du liquide évaporé. Si l'on
répète l'expérience avec de l'hydro-sulfate de soude et de l'alcool
pur, on obtient de même une couche opaque avec reflet grisâtre ou
noirâtre qu'il faut attribuer au degré d'atténuation du soufre précipité. »
(*Matière médicale pure*, note de Jourdan, page VII, traduction de 1834,
tome Ier.)

(H) Le docteur Rummel affirme que la substance médicamenteuse
est encore perceptible à l'œil, par le microscope solaire, à la *décillionième*. (M. de Bonneval, page 128. *L'homœopathie dans les faits.*)

(I) Pascal composant à seize ans un traité des *sections coniques*, eût-
il été, pensez-vous, incapable de démontrer ce principe élémentaire de géométrie : *via recta brevissima*, et vous-même, ayant une
puissance de volonté secondée d'une force musculaire capable de
lever sans difficulté un poids de 90 kilogrammes, croyez-vous que,
dans les mêmes conditions, l'énorme poids d'un gramme, par ex., fut
tel qu'il vous mît dans l'impossibilité de le changer de place? L'absurde ne se démontre pas, ou du moins se démontre par l'absurde.
Simile, simili.

(J) Je regrette que la nature de ce travail ne me permette pas de
donner *in extenso* le document le plus étrange, et qui au besoin con-
stituerait la critique la plus acerbe et la plus vraie de la médecine de
notre époque, faite et peinte par elle-même. M. De B... licencié ès
lettres et docteur en droit, n'ayant qu'un seul travers d'esprit, qu'il
avoue et confesse, sans pouvoir s'en défendre, qui est de,

> Plus de douze assemblés, craindre le nombre impair.

rapporte, avec les preuves à l'appui, le fait suivant. Le désir d'être
fixé sur la nature d'une douleur lumbo-dorsale le détermine à consulter quinze des plus notables célébrités médicales, bien que *l'aigle
d'une maison ne soit pas toujours et nécessairement dans une autre.*
Son thème fait et parfaitement appris, il le récite à l'instar des têtes
parlantes de l'abbé Mical, à quelques défauts d'intonation près, afin
que ces quinze princes de la science officielle pussent émettre leur
appréciation individuelle, d'après des données identiques et qui ne
pouvaient par conséquent varier. Le dépouillement de ces quinze

consultations donne ce singulier résultat : Deux seules sont identiques avec cette légère différence, que l'une prescrit les eaux de Saint-Sauveur (Hautes-Pyrénées), l'autre celles d'Adolfsberg (Suède), ce sont toujours les eaux. Les treize autres, bien qu'établissant treize diagnostics différents, n'en sont pas moins, prises individuellement, un chef-d'œuvre de théories, d'appréciations ingénieuses, spirituelles et tellement *rationnelles*, qu'il est impossible de douter que ces savants n'aient été, chacun en particulier, par la nature même, appelés à dévoiler son secret. La moyenne du traitement est établie à 90 *jours d'échéance* ou de guérison. Leur dépouillement donne un total de sept médicaments ou moyens thérapeutiques divers. Les sangsues y figurent au nombre de 472 (13, en additionnant les chiffres). Les emplâtres vésicatoires, dont quelques-uns sont établis à 25 et 33 centimètres, par cette raison saisissante de justesse et de vérité : *aux grands maux les grands remèdes*, total 841 centimètres carrés (13). Un hématomane jugulant, dans les vues du *sublatâ causâ, tollitur effectus* (sic) veut une saignée syncopale hebdomadaire, et cela pendant trois mois... (encore 13). *Les pommades* selon l'ordonnance donnent un total de 5,134 grammes (13). L'huile de foie de morue, *melius anceps remedium quam nullum*, blanche, verte, épurée ou non, s'additionne par 94 litres (13), et le sulfate de quinine par 175 grammes (13). Cette coïncidence fatale du nombre treize, dont l'impression fâcheuse remonte à l'origine de l'ère chrétienne, crée pour moi, ajoute M. de B..., une telle incertitude, qu'il ne m'est plus possible de décider s'il est *fas* ou *nefas*, car c'est lui qui m'a sauvé, par suite de l'idée que je m'en étais faite , et à l'influence de laquelle je ne puis aujourd'hui moins que jamais me soustraire soit par crainte, soit par reconnaissance.

Otez-moi l'opium, les cantharides et la saignée, disait Sydenham vers le milieu du dix-huitième siècle, et je renonce à l'instant même à l'exercice de la médecine; nous avons laissé bien loin derrière nous notre Hippocrate anglais. En plus, nous avons aujourd'hui les sangsues, la quinine, l'huile de foie de morue, les pâtes de Regnauld, de Nafé, sans mettre en ligne de compte le Racahout des Arabes, etc., etc. Ce que c'est que le progrès, quand une fois on est lancé sur cette voie!!! Oh! médecine officielle! Vous avez en plus la médecine pour les classes aisées, moyennes et prolétaires. Admirable unité de doctrine! Et vous riez de l'homœopathie!!!

ESSAI DE SYNTHÈSE CARACTÉRISTIQUE

SUR LES

MÉDICAMENTS LES PLUS USUELS

I

TARTRAS POTASSII ET ANTIMONII

(TARTARICUS EMETICUS.)

GÉNÉSIE DU TARTRE ÉMÉTIQUE OU STIBIÉ

> Il n'existe réellement dans la nature que des individus et les genres ; les ordres et les classes n'existent que dans notre imagination.
>
> BUFFON.

1° Physiologie relative au rhythme, aux effets essentiels et concomitants du tartre stibié (1).

Les plus grands effets du Tartre Stibié se manifestent LE SOIR, LA NUIT AVANT MINUIT OU LE MATIN, et ont pour carac-

(1) CIRCONSTANCES ET CONDITIONS SOUS L'INFLUENCE DESQUELLES S'AMÉLIORENT OU S'AGGRAVENT LES EFFETS DU TARTRE STIBIÉ.

AMÉLIORATION. — PAR LE FROID EN GÉNÉRAL, — par les lotions, — les aliments froids, — *le repos,* — ASSIS DROIT, — *étant debout,* — COUCHÉ LA TÊTE ÉLEVÉE, — EN SE REDRESSANT, — APRÈS S'ÊTRE LEVÉ DE SON LIT, — PAR L'EXTENSION D'UN MEMBRE, — *en portant l'enfant sur les bras,* — *pendant l'inspiration,* — A LA SUITE DES RENVOIS.

AGGRAVATION. — PAR LA CHALEUR EN GÉNÉRAL, — *la chaleur du lit.* — L'ABUS DU QUINQUINA, — les aliments gras, — *chauds,* — *le lait,* — ASSIS COURBÉ, PLOYÉ EN DEUX. — COUCHÉ AU LIT, — LA TÊTE PEU ÉLEVÉE, — *pendant le mouvement,* — EN SE LEVANT DU SIÉGE, — *du lit,* — *au commencement,* — *pendant la marche,* — PAR ATTRACTION D'UN MEMBRE, — les contrariétés, — *en mangeant.* — APRÈS AVOIR BU, — *en éternuant,* — en se mouchant. — *Par les pleurs,* — *pendant l'expiration,* — *la toux.* — PAR L'ATTOUCHEMENT, — *pendant le sommeil,* — *suite d'indigestion,* — *de vomissements.*

tère essentiel une douleur PULSATIVE, — *du fouillement,* — tractive, — lacinante dans les articulations, — *de meurtrissure,* — *de picotement dans les parties externes,* — *pressive du dehors en dedans,* — *dans les parties internes* et externes, — TENSIVE (tension) DANS LES PARTIES INTERNES, — *tiraillante de haut en bas.* — *Dans les parties internes,* — dans les muscles, SENSATION DE FATIGUE, — *de fourmillement dans les parties internes,* — de malaise (physique général), — *de mollesse,* — *de pesanteur des parties externes et internes.*

2° Psychologie.

Anxiété morale. *Désespoir,* humeur variable, gaieté douce, le jour, morosité irascible le soir, avec crainte de l'avenir. *Disposition au suicide, embarras de la tête, étourdissement.* Obnubilation. Vertige.

3° Affininité plus spéciale à certains tempéraments et constitutions.

Convient aux enfants en général; — aux femmes — en couches; aux tempéraments bilieux, aux constitutions replètes, à chair molle, tendance à l'obésité.

4° Généralités cliniques.

Affections prédominantes dans les PARTIES INTERNES, occupant particulièrement le CÔTÉ GAUCHE DU CORPS. Apoplexie en général, arthrite, *asphyxie des nouveau-nés. Congestions générales* (orgasmes). *Contracture des membres; craquement des articulations. Épilepsie avec roideur des membres. Éréthysme physique* (très-grande irritabilité); *engourdissement partiel. Faiblesse générale* (lassitude, débilité) — *des articulations.* —

musculaire du corps. Hœmatode (tumeur variqueuse). Lipothimie. *Malaise par accès; mouvement convulsif.* Spasmes en
général (crampes). *Spasmes des parties internes. Tremblement des parties externes, internes. Tiraillement des
muscles ; paralysie partielle.*

INDIVIDUALITÉS CLINIQUES.

TÊTE. *Cavité cérébrale en général,* région coronale. *Hémicranie,* — gauche. Angle palpébral interne, *larmoiement,*
ambliopie périodique, myopie ; on voit les couleurs claires,
— *les objets voilés,* — mouches volantes. *Epistaxis, sang clair.
Anosmie.* Teint pale de la face. — Bleuâtre.

APPAREIL DIGESTIF.

Anorexie; adipsie ; répugnance pour le lait. Désirs d'acides,
— *de fruits. Altération du goût en général, goût émoussé;
perte du goût, — goût acide, — amer, — fade, — putride,*
— salé. *Éructations* (sortie de gaz); rapports (de vapeurs,
de liquides); RÉGURGITATION, *envie de vomir.* Nausées en
général; *malaise dans le ventre,* — dans l'estomac, *sensation
de mollesse et d'affadissement; vomissements en général —
de matières, acides, aigres; — d'aliments ingérés,* — bilieux,
amers, de boissons ingérées, — d'eau, — de matières fétides, —
de mucosités. Flatuosités en général. DÉPLACEMENTS DE
VENTS. Borborygmes, flatuosités causant des coliques;
émission de flatuosités très-chaudes; — *d'odeur fétide,* — *d'œuf
pourri, d'odeur putride. Diarrhée* — *d'odeur très-fétide.* Épiphénomènes avant, pendant, après la selle. *Rectum.* Périnée.

DIURÈSE ET PARTIES GÉNITALES.

Urines foncées, — laiteuses , —*troubles, sanguinolentes,* — filandreuses; — d'odeur ammoniacale, — âcre. Besoin D'URINER EN GÉNÉRAL. ÉMISSION PEU ABONDANTE — involontaire, — la nuit. Epiphénomènes AVANT, pendant, *après* l'émission de l'urine. *Vessie, verge.*

APPAREIL RESPIRATOIRE ET HÉMATOSIQUE.

Coriza fluent, sécrétion muqueuse, — *visqueuse; éternuement très-fréquent.* Respiration courte, — *accélérée,* — *inégale. Dyspnée;* ORTHOPNÉE; *apnée;* RESPIRATION RALANTE (râle muqueux). Haleine fétide; *symptômes concomitants et épiphénomènes. Toux,* — *avec expectoration,*— *sans expectoration,* — *toux avec expectoration le matin, d'un goût salé,* — *de qualité visqueuse, épaisse, tenace. Cœur et région du cœur,* BATTEMENTS DE CŒUR — *avec anxiété,* — tremblotants.

EXTRÉMITÉS SUPÉRIEURES ET INFÉRIEURES.

Extrémités supérieures en général. Articulations en général. *Doigts,* BOUTS DES DOIGTS.

Extrémités inférieures, articulations en général, région coxo-fémorale; mollets.

DERMATOSES. FROID EXTERNE; *peau visqueuse. Exanthème suppurant* (pustules), — DÉMANGEANT. BOUTONS EN GÉNÉRAL (forme papuleuse). Furoncle (clou) — grand. MILIAIRE; PUSTULE. *Tubérosités* (forme tubéreuse). VARIOLE; VARICELLE CONOIDE. *Taches jaunes. Ulcères avec prurit;* éruption de boutons aux parties génitales.

ADENOSES. Tuméfaction, tumeur des glandes en général.

BAILLEMENTS, SOMMEIL, RÊVES, CIRCULATION, PYROSES OU FIÈVRES.

BAILLEMENTS EN GÉNÉRAL, — *avec pandiculations.*

SOMNOLENCE LE JOUR, — LE SOIR ; ÉPIPHÉNOMÈNES ET CAUSES DE LA SOMNOLENCE ; *sommeil tardif,* — *le matin soporeux.* — Position pendant le sommeil. Les mains sous la tête, — *sur le dos.* CARUS. SOMMEIL PROFOND. CATAPHORA (assoupissements sans fièvre ni délire). — *Non réparateur. Insomnie avant minuit. Rêves en général, anxieux.* BATTEMENTS DANS LES VAISSEAUX SANGUINS. INFLAMMATION. *Sensation de froid;* VARICES EN GÉNÉRAL — avec ulcération. POULS ALTÉRÉ EN GÉNÉRAL, — *très-accéléré,* — grand, — *petit,* — *dur,* — *souple,* — insensible, tremblotant.

FRISSONS EN GÉNÉRAL. — *Légers,* — *semi-latéraux,* — SANS SOIF, — *frissons avec tremblement.* FROID PARTIEL, — *froid en général.* Chaleur en général. *Sueur en général,* — *semi-latérale,* — *à la partie supérieure du corps;* FACILITÉ A TRANSPIRER. SUEUR FROIDE, — *gluante,* — SANS SOIF; ÉPIPHÉNOMÈNES DE LA SUEUR. FIÈVRE *composée* de frisson et en même temps chaleur, — de frissons, puis chaleur avec sueur, — *de frissons alternants avec chaleur,* — *de chaleur, puis sueur;* épiphénomènes avant, pendant, *après* la fièvre.

5° Sphère élective d'action sur certaines parties de l'organisme.

COTÉ GAUCHE.	COTÉ DROIT.
Intérieur et extérieur de la tête. OEil, face, *bouche et gorge,* VENTRE, POITRINE, REIN. *Partie supérieure du corps.* PARTIE INFÉRIEURE DU CORPS ; PARTIES DU CORPS EN GÉNÉRAL.	Intérieur de la tête. *OEil,* face, poitrine, rein. Partie supérieure du corps, partie inférieure du corps, partie du corps en général.

SACRUM,

bas gauche

haut droit.

Affinités médicamenteuses. BELL., CHINA., COCC., IPÉCA., OPIUM., *puls., sep.*

Antidotes. IPÉCA., OPIUM., coccul., puls., sepia. Doses usitées, 15, 30 (v°, x° puissance).

La durée d'action est très-variable et subordonnée à l'affection maladive, plus promptement épuisée dans les cas aigus que dans les maladies chroniques (1).

L'étude théorique de la pathogénésie (ou mieux de la physiologie), effets propres à chaque médicament, que le génie de Hahnemann nous a légué, est pour ainsi dire inabordable et semble un défi jeté à la raison autant au moins qu'à la mémoire la plus heureuse, qui se perdent dans ce chaos de richesses stériles (symptomatologie) entassées pêlemêle et formant un tissu inextricable; ainsi jalonnée, bien que laissant beaucoup à désirer, cette étude devient d'autant plus facile que l'on ne peut perdre de vue le point de départ et celui d'arrivée, étant toujours certain de la position qu'on occupe.

De ces cinq divisions principales, qui forment en quelque sorte autant de stations pour l'étude, doit nécessairement ressortir la caractéristique de chaque médicament, en empruntant à chacune d'elles ce qu'elles ont de plus saillant et de plus positif. Ainsi, l'analyse pratique nous ramène forcément au point synthétique de la théorie.

(1) Voir pour la préparation la *Pharmacopée homœopathique,* par JAHR et CATELLAN. Paris, 1853, page 145.

SOMMAIRE.

La principale sphère d'action du tartre stibié se porte spécialement sur LE VENTRE (voies digestives), LA POITRINE (organes pulmonaires), surtout sur LE COTÉ GAUCHE, que les affections avec lesquelles il a le plus d'homœopathicité occupent plus particulièrement. Ses principaux effets se manifestent LE SOIR, LA NUIT AVANT MINUIT, et ont pour caractère essentiel une douleur PULSATIVE, ou tractive, ou tensive dans les parties internes, tiraillante du haut en bas, dans les muscles, dans les parties internes, lancinante dans les articulations. Sensations de fatigue, de fourmillement, de pesanteur, etc., etc. Le froid en général calme les douleurs, de même qu'elles sont augmentées par la chaleur. La station, la position assis droit, ou couché la tête haute produisent une amélioration, qu'éloigne au contraire l'action d'être couché la tête peu élevée, ou ASSIS COURBÉ, PLOYÉ EN DEUX, etc., etc. L'enfance en général, le tempérament bilieux, les constitutions molles, replètes, offrent le plus d'affinité à son action thérapeutique, etc., etc.

Certaines affections de la tête, le rhumatisme articulaire aigu ou chronique, l'hydrathrose (1), certaines angines, certaines espèces d'asthme, de croup (2), de coqueluche, les

(1) Hydrathrose chronique du genou (tartre stibié), diminution considérable de l'épanchement en trois jours (M. RAYER, *Abeille méd.*, avril 1846, p. 96).

(2) Inconvénients de l'émétique à haute dose et en solution, par M. E. Boudet. (*Bulletin de l'Académie de médecine*, 16 décembre 1845, t. XI, p. 264.) L'émétique à haute dose détermine ordinairement une inflammation couenneuse ou pseudo-membraneuse sur la muqueuse buccale, il en résulte une gêne notable de la respiration. Cette complication est assez commune pour que vingt-cinq sujets, en peu de temps, aient pu offrir cette

embarras gastriques (1), les fièvres bilieuses, la métro-péritonite (2), la pneumonie aiguë, la pleuro-pneumonie (3),
certaines tumeurs hæmatodes, la variole, la varicelle, etc.,
les varices, etc., etc., sont guéris par le tartre stibié, quand
ces affections offrent, par leurs principaux caractères, la plus
grande similitude possible avec les symptômes et les phénomènes qui lui sont propres.

complication. (Effet pathogénésique du tartre stibié à haute dose. *Abeille
méd.*, 1er janvier 1846, p. 21.)

(1) Est-il même nécessaire que le tartre stibié soit mis en rapport direct
avec la muqueuse gastrique pour déterminer le vomissement? Expérience
touchant l'action de l'émétique (tartre antimonié de potasse) sur les animaux
ruminants, lue à l'Académie des sciences, le 25 février 1833, par M. Flourens.

(2) Du tartre stibié administré par absorption cutanée, méthode stibio-
dermique. Réclamation de M. Duparque contre M. Jules Guérin. Trois observations de métro-péritonite puerpérales qui, malgré un traitement RA-
TIONNEL énergique, menaçaient d'une terminaison fatale, et dont la guérison suivit rapidement l'emploi du tartre stibié par absorption cutanée ;
péritonite, épanchement, engorgement utérin, tout disparut. Cette méthode amène parfois une résolution remarquablement prompte dans les
phlegmasies thoraciques... les affections de la plèvre avec épanchement...
hépatisation du poumon. Magendie a vu les poumons d'animaux empoi-
sonnés par l'émétique, gorgés de sang comme hépatisés. (*Abeille méd.*,
décembre 1851, p. 323).

(3) M. Jules Guérin, après avoir cité des cas heureux de gastro-entérites aiguës
et de pleuro-pneumonies guéries par le tartre stibié à haute dose, ajoute :
Si ces observations ne renferment pas une indication précise à l'emploi de
la méthode rasorienne, elles montrent au moins que, quand la saignée
paraît sans résultat, il faut se hâter de recourir à une autre médication.
Ce n'est encore là que de l'EMPIRISME; mais, à défaut de médecine rationnelle, c'est-à-dire de celle qui se conduit suivant des indications pré-
cises par des expériences nombreuses, il vaut mieux invoquer les secours
de l'EMPIRISME, que des doctrines systématiques (*Gaz. méd. de Paris*,
1833, p. 167, 292, 366, 419, 833.)

II

ACONITUM NAPELLUS

GÉNÉSIE DE L'ACONIT NAPEL

1° Physiologie relative au rhythme, aux effets essentiels et concomitants de l'aconit Napel (1).

Les principaux effets de l'aconit se manifestent LE MATIN, LE SOIR, LA NUIT *après minuit*, et ont pour caractère essentiel une douleur INSUPPORTABLE, — LANCINANTE, — PULSATIVE, = ARDENTE INTERNE, — *des parties externes* = COMME PRODUITE PAR UN POIDS ÉNORME = TIRAILLANTE DANS LES PARTIES EXTERNES. — TIRAILLANTE DE HAUT EN BAS; — *dans les parties internes,* —

(1) CIRCONSTANCES ET CONDITIONS SOUS L'INFLUENCE DESQUELLES S'AMÉLIORENT OU S'AGGRAVENT LES EFFETS DE L'ACONIT.

AMÉLIORATION. PAR L'AIR CHAUD, — LA CHALEUR EN GÉNÉRAL, — dans L'OBSCURITÉ, — A L'AIR LIBRE, PAR UN TEMPS HUMIDE, PAR LE VIN, *assis,* — DROIT, COUCHÉ SUR LE CÔTÉ DROIT, — SUR LE DOS, — *en descendant,* — après la selle, PENDANT L'EXPIRATION, *après la transpiration.*

AGGRAVATION. L'HIVER; — au printemps, — PAR LE FROID EN GÉNÉRAL, L'AIR FROID, PAR LA LUMIÉRE EN GÉNÉRAL. PAR LE BRUIT, LA MUSIQUE, LES ODEURS TRÈS-FORTES, — PAR L'AIR DE LA CHAMBRE, — PAR UN TEMPS SEC, LA TEMPÊTE, *par le vent du Nord,* — D'EST. ÉTANT EN TRANSPIRATION, — VÊTEMENTS CHAUDS. EN COUVRANT LA TÊTE, ASSIS COURBÉ; PLOYÉ EN DEUX, — SUR LE CÔTÉ GAUCHE, — CÔTÉ MALADE; SUR LE COTÉ. PAR LE MOUVEMENT DU BRAS. EN SE REDRESSANT. EN LEVANT LES BRAS, — EN SE COURBANT. LES CONTRARIÉTÉS, — AVEC ANGOISSES, EMPORTEMENT, FRAYEUR. *La colère.* APRÈS AVOIR BU. — PENDANT L'INSPIRATION, EN RESPIRANT PROFONDÉMENT, *par le rire,* PENDANT LA RESPIRATION, — LA TOUX. — PAR L'ATTOUCHEMENT. *Par une transpiration arrêtée,* PENDANT, APRÈS LE SOMMEIL. — SUITES D'INDIGESTION, — d'ivresse, — DE REFROIDISSEMENT.

dans les muscles, — LANCINANTE DANS LES PARTIES INTERNES, *dans les muscles,* — DE MEURTRISSURE — PRESSIVE DE DEDANS EN DEHORS ; — PRESSIVE DU DEHORS EN DEDANS, — DANS LES PARTIES INTERNES ; — externes, — PAR SECOUSSES DANS LES PAR-TIES EXTERNES, — DE SERREMENT DANS LES PARTIES INTERNES.

Sensations = DE BATTEMENT DANS LES PARTIES IN-TERNES, = DE FOURMILLEMENT DANS LES PARTIES EXTERNES. — DE MALAISE (physique général), — DE PÉTILLEMENT, = DE PESANTEUR DES PARTIES IN-TERNES, = PLÉNITUDE DANS LES PARTIES EXTER-NES, — DE FOURMILLEMENT DANS LES PARTIES INTERNES ; — DE MOLLESSE (malaise), DE SÉCHERESSE (dans les organes ordi-nairement humides), DE SOULÈVEMENT.

2° Psychologie.

HUMEUR IRRITÉE, TRISTESSE. ANXIÉTÉ MORALE ; MÉ-CHANCETÉ ; *désespoir ; morosité.* Aliénation mentale. Perte de con-naissance. INTELLECT AFFECTÉ. EXTASE. DISTRACTION, HALLU-CINATION ; EMBARRAS DE LA TÊTE, VERTIGE. *Appréhensions et crainte d'une mort prochaine. Délires principalement la nuit, cris, pleurs, gémissements, plaintes et reproches.*

3° Affinité plus spéciale à certains tempéraments et constitutions.

Convient spécialement aux personnes PLÉTHORIQUES ; NERVEUSES, BILIEUSES et colériques, aux yeux et che-veux bruns ou noirs, aux tempéraments sanguins, aux jeunes gens et surtout aux filles menant une vie sédentaire. Est conseillé pour les enfants ; *ceux qu'on allaite,* — *les femmes*

enceintes ou en couches; aux INDIVIDUS faisant excès de LI-
QUEURS alcooliques.

4° Généralités cliniques.

Affections PRÉDOMINANTES dans les PARTIES INTERNES, occu-
pant plus PARTICULIÈREMENT LE CÔTÉ GAUCHE DU CORPS. APO-
PLEXIE EN GÉNÉRAL, — SANGUINE. CONGESTIONS GÉ-
NÉRALES (orgasmes), — PARTIELLE. FAIBLESSE DES
ARTICULATIONS. GONFLEMENTS INFLAMMATOIRES, —
EN GÉNÉRAL. Répugnance très-grande à SE DONNER DU
MOUVEMENT. INFLAMMATION DES PARTIES, INTER-
NES, — EXTERNES, — DES MEMBRANES MUQUEUSES.
LIPOTHIMIE (défaillance). ROIDEUR DES MUSCLES.
AGITATION PHYSIQUE. TITUBATION EN MARCHANT. CONTRACTURE
DES PARTIES INTERNES. *Crampes des muscles en général. Cra-
quement des articulations. Cyanose.* DÉSIR D'AIR LIBRE. DIS-
POSITION AUX REFROIDISSEMENTS. ÉRÉTHISME NERVEUX,
— *physique. Engourdissement partiel. Faiblesse générale,* —
nerveuse, — *musculaire du corps.* HÉMORRHAGIE. HYDROPISIE
EXTERNE, — *interne.* Hypocondrie, hystérie. IMMOBILITÉ DES PAR-
TIES MALADES. MALAISE PAR ACCÈS. ŒDÈME. NOIRCISSEMENT DES
PARTIES EXTERNES. HÉMIPLÉGIE. PARALYSIE DES MEMBRES, —
DES ORGANES, — DES PARTIES INTERNES. PLÉTHORE, POLYCHIMIE.
SENSIBILITÉ TRÈS-GRANDE A LA DOULEUR. SÉCHERESSE DES PAR-
TIES INTERNES ORDINAIREMENT HUMIDES. *Soubresauts,* tétanos,
tremblement des parties externes.

INDIVIDUALITÉS CLINIQUES.

TÊTE. CAVITÉ CÉRÉBRALE. RÉGION CORONALE, — *temporale,* — *occipitale ;* — *hémicranie gauche. Cheveux*

bruns. PAUPIÈRES EN GÉNÉRAL. GLOBE DE L'OEIL, CONJONC-
TIVE. IRIS DILATÉE. *Larmoiement, regard fixe, amblyopie,*
PHOTOPHOBIE, SENSIBILITÉ DE L'OUÏE. SOMMET DU NEZ; ÉPISTAXIS EN
GÉNÉRAL, sang noir, SENSIBILITÉ DE L'ODORAT. TEINT JOURNA-
LIER, — pâle, — ROUGE, — ERYSIPÉLATEUX, — ROUGE
BLEUATRE. YEUX PROÉMINENTS. *Gonflement du nez, taches rou-*
ges circonscrites aux joues. Siége des sensations aux pom-
mettes, aux joues, *mâchoire inférieure, articulation maxillaire,*
lèvres, — *supérieure.*

APPAREIL DIGESTIF.

CAVITÉ BUCCALE. *Voile du palais,* GOSIER, LANGUE, ENDUIT,
SALIVATION augmentée; *fétidité de la bouche ;* SOIF, DÉSIR DE
BIÈRE, *d'eau-de-vie, de vin.* ALTÉRATION DU GOUT EN GÉNÉ-
RAL ; GOUT AMER, DOUÇATRE, fade, PUTRIDE, ENVIE DE VOMIR,
MALAISE, NAUSÉES, — vomissements, — BILIEUX, AMER, —
d'eau, DE MUCOSITÉS. HÆMATÉMÈSE. ESTOMAC, HYPOCONDRE
DROIT ET GAUCHE, FOIE. EPIGASTRE, OMBILIC. *Borbo-*
rygmes, déplacements de flatuosités. DIARRHÉE, — sans douleurs; *constipation,* — à cause de la dureté des excréments, — de
paresse de l'intestin, *évacuation de qualité âcre,* — *peu abon-*
dante, — d'ascarides, DE LOMBRICS. *Épiphénomènes avant, pen-*
dant, après la selle. *Anus.* Hémorrhoïdes. Rectum.

DIURÈSE ET PARTIES GÉNITALES.

URINE FONCÉE, — *sanguinolente,* — CHAUDE. SÉDIMENT,
— ROUGEATRE, — *sanguinolent,* — sablonneux. BESOIN D'URI-
NER EN GÉNÉRAL; ÉMISSION PEU ABONDANTE, — TRÈS-RARE, —
involontaire, — *involontaire la nuit.* RÉTENTION D'URINE (ischurie). Épiphénomènes PENDANT l'émission d'urine. VESSIE.

Parties génitales en général; *parties sexuelles; ovaires.* Règles
EN RETARD — *de longue durée,* — *trop faibles.* Ménostasie
(suppression des règles). Règles en retard chez les jeunes filles;
couleur foncée des menstrues. Épiphénomènes a l'apparition des
règles, — pendant les règles. *Métrorrhagie.* Avortement. Leucorrhée *jaune,* visqueuse.

APPAREIL RESPIRATOIRE ET HÉMATOSIQUE.

Coryza fluent ou sec. Sécrétion jaune, *épaisse, muqueuse,* visqueuse. RESPIRATION COURTE, ACCÉLÉRÉE. DYSPNÉE;
ORTHOPNÉE; *respiration bruyante* (sans râle), — SUSPIRIEUSE,
HALEINE CHAUDE, *fétide.* Toux EN GÉNÉRAL, — SANS EXPECTO-
RATION, — *avec expectoration le jour, et la nuit sans expectoration,* — *avec expectoration le matin, expectoration blanche,* — JAUNE, *douceâtre, putride,* muqueuse, purulente, visqueuse,
épaisse, tenace. Hémoptysie, sang de couleur foncée, en forme de
stries. Symptômes concomitants : ÉPIPHÉNOMÈNES DE LA TOUX.
LARYNX, TRACHÉE-ARTÈRE, — VOIX CROASSANTE, — CREUSE,
— *enrouée.* Cavité thoracique; cœur et région du cœur.
BATTEMENTS DE CŒUR, — AVEC ANXIÉTÉ, — INTER-
MITTENTS. GALACTOPLÉROSIE.

Dos, tronc, extr. sup. Nuque, *omoplate,* dos, sacrum.
Extrémités supérieures : ÉPAULE, AVANT-BRAS, ARTICULA-
TION DE LA MAIN, — MAIN EN GÉNÉRAL, — PAUME DE LA MAIN,
doigts. Extrémités inférieures : *articulation de la hanche,* —
région coxo-fémorale en général, articulation du genou;
JAMBES. *Articulation du pied;* PIED.

DERMATOSE. CHALEUR ET SÉCHERESSE DE LA
PEAU. Élancements brulants. ERYSIPÈLE, — MILIAIRE,
—POURPRÉE, — AVEC SCARLATINE. ROUGEOLE (mor-

billi), SCARLATINE AVEC GONFLEMENT. URTICAIRE. Varioloïde.
PRURIT BRULANT, — FOURMILLANT. TUMEUR BRULANTE, — IN-
FLAMMATOIRE. ULCÈRES INFLAMMATOIRES. Sensation
COMME SI ON ÉTAIT TIRÉ PAR LES CHEVEUX. ADENOSE. INFLAM-
MATION DES GLANDES. TUMEUR CHAUDE, BRULANTE, *endolorissement*.

BAILLEMENTS, SOMMEIL, RÊVES, CIRCULATION ET PYROSES OU FIÈVRE.

SOMNOLENCE LE JOUR; APRÈS MIDI. Positions pendant le
sommeil. Les mains sous la tête, — la tête en avant, *sur le dos,*
— sur les côtés. SOMMEIL ANXIEUX; NON RÉPARATEUR. TYPHO-
NIE. INSOMNIE EN GÉNÉRAL, — AVEC ENVIE DE DORMIR, *après
minuit.* RÊVES ANXIEUX, — FRÉQUENTS. — *vifs,* — *étant éveillé.*
Circulation, vaisseaux sanguins. — BATTEMENTS. Inflamma-
tion. Sensation comme si la circulation s'arrêtait. POULS
ALTÉRÉ EN GÉNÉRAL, — TRÈS-ACCÉLÉRÉ, — GRAND,
— PETIT, — DUR, — INSENSIBLE, — POULS INTERMIT-
TENT, — inégal, — PLUS ACCÉLÉRÉ QUE LES BATTEMENTS DU
COEUR, — SOUPLE.

Fièvre. *Horripilations partielles, frissons en général,—par-
tiels, — intérieurs;* — AVEC SOIF, — AVEC GRELOTTEMENT,
— TREMBLEMENT; ÉPIPHÉNOMÈNES DES FRISSONS. *Frissons en gé-
ral;* — AVEC FROID PARTIEL, — *à l'intérieur.* CHALEUR EN GÉ-
NÉRAL, — EXTÉRIEURE, — INTÉRIEURE, — CHALEUR PAR-
TIELLE, — EXTÉRIEURE. — PARTIELLE INTÉRIEURE, —
ANXIEUSE, — SÈCHE, — CHALEUR AVEC SOIF, —
AVEC DÉSIR DE SE DÉCOUVRIR; ÉPIPHÉNOMÈNES DE LA
CHALEUR. SUEUR EN GÉNÉRAL, — PARTIELLE, — GLUANTE; —
d'odeur étrange, — d'odeur acide, SUEUR AVEC SOIF, ÉPIPHÉNO-
MÈNES DE LA SUEUR. FIÈVRES COMPOSÉES — DE FRISSONS,

PUIS CHALEUR; — DE FRISSONS ET EN MÊME TEMPS CHALEUR, — *de frissons à l'extérieur, chaleur à l'inté-rieur;* — DE FRISSONS A L'INTÉRIEUR, CHALEUR A L'EXTÉRIEUR, — DE FRISSONS, PUIS CHALEUR AVEC SUEUR; — *de chaleur avec sueur,* — *de chaleur alternative avec frissons;* — d'horripi-lation avec sueur. Souffrance avant, *pendant* la fièvre.

5° Sphère élective d'action sur certaines parties de l'organisme.

CÔTÉ GAUCHE.	**CÔTÉ DROIT.**
Intérieur et extérieur de la tête. OEIL. *Oreille,* face, *dents. Bouche et gorge,* hypocondre, *ventre, cou et nuque,* POITRINE, REIN. Partie supérieure du corps. PARTIE INFÉRIEURE DU CORPS. *Parties du corps en général.*	Intérieur de la tête. *OEil,* OREILLE, NEZ, face. HYPO-CONDRE, ventre. PARTIES GÉ-NITALES. *Poitrine, rein. Par-tie supérieure et inférieure du corps.* Parties du corps en gé-néral.

SACRUM.

Bas gauche, haut droit.

Affinités médicamenteuses. BELL., BRY., CANTH., CHAM., MERC., RHUS, SEP., ARN., ARS., COFF., LYC., MILLEF., NUX VOM., OPIUM, PHOSPH., PH. ACID., PULS., SULF., VALER., *dulc., graph., veratr.*

ANTIDOTES. *Acetum, coff., vinum,* cham., nux vom., veratr.

Doses usitées, 3, 15, 30 (III⁰, V⁰, X⁰ puissance); durée d'ac-tion, 8, 16, 24, 48 heures, suivant les circonstances.

Préparation pharmaceutique. L'aconit se trouve principale-ment sur le sommet des Alpes, en Suisse (sur le Righi), dans les montagnes de la Bohême et de la Silésie, plus élevé

au-dessus de la mer que le *veratrum ;* c'est au commencement de sa floraison, dans les mois de juin ou juillet, qu'on
récolte l'herbe de l'aconit SAUVAGE. Celui des jardins, cul-
tivé, ne peut fournir que des résultats douteux. On exprime
le suc de l'herbe fraîche, qu'on mêle avec parties égales
d'alcool. Pour la préparation de la teinture-mère, la qualité
la plus convenable est l'alcool absolu de 95 p. 100 ; pour
les atténuations, on peut se contenter de l'esprit-de-vin à
60 ou 70 degrés.

SOMMAIRE.

L'action de l'aconit se manifeste surtout la NUIT et se porte
plus spécialement sur le côté GAUCHE DU CORPS, bien qu'il ait
une action spéciale sur l'hypocondre à droite. Le caractère
de ses douleurs est lancinant, insupportable, pulsatif, tirail-
lant, etc., etc., avec sensation de battement, de fourmillement, de pesanteur, etc., etc. Par la chaleur en général, le
repos, et pendant l'expiration les douleurs sont améliorées,
tandis que le froid en général, le bruit, le mouvement, l'inspiration profonde, l'attouchement, les aggravent, etc., etc.
Convient plus particulièrement aux tempéraments sanguins,
aux sujets ayant les yeux et les cheveux bruns, vifs, colériques, bilieux, et sous l'impression fâcheuse de voir leur maladie prendre un caractère dont ils redoutent les suites. Les
congestions sanguines, générales ou partielles, les apoplexies
ou coups de sang, certaines encéphalites, les ophthalmies aiguës, l'ictère, l'hépatite, certaines bronchites, les fièvres,
franchement inflammatoires, les troubles de la circulation,
la miliaire pourprée, l'érysipèle, la rougeole (morbilli), etc.,

peuveut être de son ressort, ainsi que quelques affections des organes pulmonaires, les suites d'un refroidissement provenant surtout d'un vént d'EST, etc., etc. Mais l'état du moral est à consulter, et souvent seul décide du choix entre divers médicaments qui semblent également convenir à l'application qu'on en veut faire. L'aconit, dit Hahnemann, est indispensable chez les femmes qui ont éprouvé de la frayeur ou des contrariétés pendant leurs règles; car sans ce précieux calmant, il n'arrive que trop souvent au flux menstruel de s'arrêter d'une manière même subite, sous l'influence d'une pareille sécousse morale.

Pour ce qui est de la puissance délétère de l'aconit chez l'homme, elle est généralement reconnue; au rapport de Haller, un homme mourut pour avoir mangé sept fleurs d'aconit avec du vinaigre. Matthiole, Willis citent des exemples de mort produite par cette plante vénéneuse. Stoerck est le premier qui l'eût expérimenté sur lui-même; d'après les expériences faites sur les animaux, il est démontré par les faits, que l'action vénéneuse de l'aconit est beaucoup plus active et plus prompte sur les carnivores que sur les herbivores, agissant ainsi en sens inverse de l'acide arsenieux dont le moindre atome tue ces derniers; tandis que le loup, l'ours, etc. sont à peine sensibles à des doses élevées. En un mot, y a-t-il des poisons qui tuent en certaines conditions en surexcitant la vitalité comme chez les êtres à VIE DURE, les carnivores, et d'autres, en déprimant cette même vitalité chez des êtres à fibres moins RIGIDES, ayant moins de force de réaction, comme chez les ruminants? L'aconit venant sur les montagnes semble spécialement convenir à l'homme fort, actif, nerveux, plein de vitalité pour ainsi dire; il serait dès lors moins bien approprié aux affections des habitants des lieux bas et humides, à fibres molles et lymphatiques.

Les expériences auxquelles M. Rayer s'est livré sur l'action de l'aconit chez l'homme en état de santé, sont loin d'être aussi concluantes que celles qu'il a faites sur les animaux. L'état de diaphorèse résultant de l'action physiologique de ce médicament, d'après Stoerck (1), me paraît gratuitement attribué à un sentiment de peur qui, d'après M. Rayer, n'aurait pas été étranger à l'idée du danger que l'auteur allemand croyait attaché à une semblable épreuve. Cinq d'entre nous, dit-il, ont pris pendant plusieurs jours, en élevant graduellement la dose, de l'extrait d'aconit préparé avec le plus grand soin par M. Guibourt, sans effets appréciables. M. Gaide, plein de zèle pour les progrès de notre art, a pris, successivement, ayant la précaution de ne déjeuner que trois heures après, 10, 20, 30 et jusqu'à 100 grains, sans remarquer la plus légère modification dans ses principales fonctions; à cette occasion l'auteur fait observer qu'il faudrait bien se garder d'une pareille expérimentation avec un extrait dont l'INERTIE (*sic*) n'aurait pas, au préalable, été constatée. (Il n'est pas de médicaments dont les effets soient aussi variables que ceux résultant de ce *modus faciendi*. Quelle puissance DYNAMIQUE peut conserver une substance même très-active, qu'une préparation CULINAIRE soumet pendant des heures entières à l'action d'un feu plus ou moins ardent; l'évaporation de l'AURA MÉDICAMENTEUSE ne vous laisse dans ce cas qu'une matière huileuse noire, une matière verte, analogue à celle

(1) Symptômes 490, 491, 492 (493 Bacon, et 494 Greding) 495, 497, 498, 499, de l'action pure des médicaments d'après Hahnemann. *Traité de matière médicale,* t. Ier, p. 229.

du quinquina, de l'albumine, des malate, muriate et sulfate
de chaux, de l'amidon et du ligneux). Ce que je dis de l'extrait de l'aconit est également applicable à toutes les préparations de même nature. M. Kapeler a soigné un malade qui
en prenait, chaque jour, cinq cents grains; ce qui suppose,
ajoute M. Rayer, bien peu d'action (en effet) dans un semblable remède. Eh! voilà comme on écrit l'*histoire*, même en
thérapeutique officielle (1)!!!

D'après M. Milne Edwards, l'action de l'aconit porterait
spécialement sur le cerveau et le système nerveux, quand il
est donné à hautes doses; il agirait comme les poisons narco-
tico-âcres, très-énergiques (mais encore, chacun d'eux a-t-il
un mode spécial d'action). A petites doses, cette substance
augmente la fréquence du pouls, et l'activité des sécrétions
rénales et cutanées. Fouquier lui a reconnu une vertu diu-
rétique évidente (action primitive).

« Dans les fièvres inflammatoires avec pleurésie, dit Hah-
« nemann, l'efficacité de cette plante tient presque du mi-
« racle. L'aconit est également le premier et le plus puissant
« de tous les moyens curatifs dans *certains* croups, plusieurs
« espèces d'angines, de même que dans les inflammations lo-
« cales aiguës des autres parties du corps, là surtout où, avec
« de la soif et un pouls fréquent, on rencontre une impa-
« tience inquiète, une agitation que rien ne peut calmer, et
« une gesticulation semblable à celle qui accompagne les ef-
« fets purs de l'aconit. Il engendre tous les états morbides
« qui se manifestent chez les personnes dont le moral a été
« ébranlé par la frayeur jointe à l'indignation, et est aussi le
« plus sûr moyen de les guérir rapidement. »

(1) *Dict. de méd. et chim. pratiques*, art. ACONIT.

Le peu de durée de l'action de l'aconit, même à doses toxiques, ne permet guère son emploi dans les affections chroniques que comme moyen intercurrent, quand il se trouve accidentellement indiqué ; c'est à tort que les auteurs l'ont conseillé dans le cancer, etc., etc., et les tumeurs organiques tenant à une diathèse générale.

C'est ordinairement sous l'influence des idées Broussaisiennes (de là l'étrange abus que l'on fait de l'aconit qui passe pour l'ANTIPHLOGISTIQUE par excellence du système sanguin ; artériel et vasculaire, comme la belladone l'est du système lymphatique) que commence l'expérimentation de la loi des semblables, à laquelle se livrent les médecins de l'école officielle, désireux de juger par eux-mêmes de l'action possible des médicaments administrés à doses si minimes ; ces considérations m'ont déterminé à spécifier autant que possible les circonstances et les conditions ressortant de la caractéristique de l'action de ce médicament.

III

ARNICA MONTANA

GÉNÉSIE DE L'ARNIQUE DES MONTAGNES

1° Physiologie relative au rhytâme, aux effets essentiels et concomitants de l'arnica (1).

Le maximum d'action de ce médicament se manifeste LE SOIR, LA NUIT *avant minuit,* ou le MATIN, et a pour caractère une douleur CONTUSIVE, — DE MEURTRISSURE, — DE LUXATION, — PRESSIVE, — TRACTIVE, — se propageant de bas en haut et du dehors en dedans ; — douleur de brisure des parties externes, — DE FOULURE AUX ARTICULATIONS, — AUX PARTIES EXTERNES, — LANCINANTE DE DEHORS EN DEDANS, — LANCINANTE ET FOURMILLANTE, — PRESSIVE DU DEHORS EN DEDANS. DANS LES PARTIES INTERNES, — DE TÉNESME, — TIRAILLANTE DANS LES PARTIES EXTERNES. Sensations : DE FOURMILLEMENT DANS LES PARTIES EXTERNES, IN-

---

(1) CIRCONSTANCES ET CONDITIONS SOUS L'INFLUENCE DESQUELLES S'AMÉLIORENT OU S'AGGRAVENT LES EFFETS DE L'ARNICA.

AMÉLIORATION. *Par la chaleur en général,* EN SE RÉCHAUFFANT. LE REPOS, — COUCHÉ — *sur le côté malade,* PAR LA DÉGLUTITION, — LE GRATTEMENT, — LE FROTTEMENT.

AGGRAVATION. PENDANT LE MOUVEMENT DES PARTIES MALADES — DE LA TÊTE, — EN FLÉCHISSANT LA PARTIE MALADE, — LA TÊTE EN AVANT EN GÉNÉRAL — *La frayeur,* LES EFFORTS PHYSIQUES — HORS DE LA DÉGLUTITION ; EN PARLANT, — PENDANT L'INSPIRATION — PROFONDE, en se mouchant, — PENDANT LA TOUX, — L'ATTOUCHEMENT — *pendant,* APRÈS LE SOMMEIL. ABUS DU QUINQUINA. DU VIN.

5

TERNES—de FATIGUE, DE PLÉNITUDE DANS LES PARTIES INTERNES, D'UNE CHEVILLE ENFONCÉE DANS LES PARTIES INTERNES, — EXTERNES.

2° Psychologie.

ANXIÉTÉ MORALE. Humeur irritée,— variable. *Résistance opiniâtre.* PERTE DE CONNAISSANCE, VERTIGE, DISTRACTION, *embarras, étourdissement.* Indifférence pour les affaires, inaptitude au travail.

3° Affinité plus spéciale à certains tempéraments et constitutions.

Convient aux personnes PLÉTHORIQUES,—A FACE ROUGE *bilieuses,* — aux *constitutions sanguines,* — ayant les CHEVEUX ET LES YEUX BRUNS, — aux enfants,— *aux femmes enceintes,* — EN COUCHES;— aux sujets lymphatiques, affaiblis, cachectiques, à teint pâle, jaune, terreux, à chair molle et sang appauvri, — *aux individus faisant excès de liqueurs fortes.*

4° Généralités cliniques.

Affections prédominantes DANS LES PARTIES EXTERNES et spécialement DU COTÉ GAUCHE. ARTHRITE — VAGUE. APOPLEXIE EN GÉNÉRAL. COMMOTION (ébranlement, coups et secousses). CONGESTIONS PARTIELLES. CONTRACTION DES PARTIES INTERNES. CRAMPES DES MUSCLES EN GÉNÉRAL. *Cyanose.*—DÉSIR D'AIR LIBRE.— DISPOSITION AUX TOURS DE REINS. ECCHYMOSE. FAIBLESSE MUSCULAIRE DU CORPS, FAIBLESSE DES ARTICULATIONS, FOULURES, ENTORSES, GONFLEMENT EN GÉNÉRAL, HÉMORRHAGIES, INDURATION A LA SUITE DES INFLAMMATIONS, *inflammation des parties ex-*

ternes. Lipothymie, MEURTRISSURES. Noircissement des parties externes. *OEdème, Pétéchies.* PLAIES—qui saignent beaucoup, — par instruments tranchants, — PAR CONTUSION, — avec lésions des glandes, *pléthore.* Polychimie, polysarcie—SENSIBILITÉ DES PARTIES EXTERNES, —*internes*. Soubresauts tremblements des parties externes.

INDIVIDUALITÉS CLINIQUES.

TÊTE. Hémicranie gauche. SURFACE EXTERNE DU CRANE EN GÉNÉRAL. *Cheveux en général*—bruns; épiphora, sourcils; globe de l'oeil en général, iris contracté, photophobie. Pavillon de l'oreille, sensibilité de l'ouïe. Épistaxis —sang couleur claire,—*noir, coagulé.* Siége des sensations : joues, lèvres, bouffissure de la face,— gonflement des lèvres, *du nez.*

APPAREIL DIGESTIF.

Anorexie, soif, répugnance pour le bouillon, le lait, *la viande.* Désirs d'acides ; —GOUT PUTRIDE,—amer,— *fade.* ÉRUCTATIONS (sortie de gaz). RÉGURGITATION (de matières solides, liquides), vomiturition. VOMISSEMENT DE SANG (hæmatémèse). Epigastre, hypogastre, — FLATUOSITÉS EN GÉNÉRAL, déplacement de vents, borborygmes— causant des coliques;— émissions de vents *d'odeur acide,* — très-fétide, — d'oeuf pourri, — d'odeur putride. *Diarrhée, besoin pressant d'évacuer* — sans résultat. Constipation — par paresse d'intestins, évacuation de matières muqueuses,— purulentes,—sanguinolentes—d'une odeur très-fétide,—*de substances non digérées*—DE QUANTITÉ PEU ABONDANTE.

DIURÈSE ET PARTIES GÉNITALES.

URINE PALE, — FONCÉE, *sédiment sablonneux*. BESOIN D'URINER — SANS RÉSULTAT, — ÉMISSION PEU ABONDANTE, — TRÈS-RARE, — PAR GOUTTES, — *involontaire — la nuit au lit*. RÉTENTION D'URINE (ischurie). Épiphénomènes AVANT, APRÈS L'ÉMISSION d'urine. VESSIE. PARTIES GÉNITALES EN GÉNÉRAL, — VIRILES : VERGE, TESTICULES, SCROTUM, *cordons spermatiques*.—Sexuelles : *utérus*, MENSTRUES DE COULEUR PALE, — *foncée*, DOULEURS QUI ACCOMPAGNENT L'EXPULSION DE L'ARRIÈRE-FAIX.

APPAREILS RESPIRATOIRE ET HÉMATOSIQUE.

RESPIRATION COURTE, DYSPNÉE, APNÉE, RESPIRATION BRUYANTE, HALEINE, FÉTIDE, TOUX AVEC EXPECTORATION,— LE SOIR, — HÉMOPTYSIE, SANG DE COULEUR VIVE — EN FORME DE STRIES — *en caillots*. ÉPIPHÉNOMÈNES DE LA TOUX. COU, *glandes du cou et maxillaires*. CAVITÉ THORACIQUE, PARTIE INFÉRIEURE. COEUR, RÉGION DU COEUR, BATTEMENTS DE COEUR. GLANDES MAMMAIRES, MAMELONS.

DOS ET TRONC.

DOS, SACRUM, COCCYX, SURFACE EXTERNE DE LA POITRINE, PARTIE INFÉRIEURE DU THORAX. Extrémités supérieures : *os, articulations de la main, main en général*. Extrémités inférieures : ARTICULATIONS EN GÉNÉRAL,—COXO FÉMORALE, CUISSES, TALON, PIED, DOIGTS DE PIED, GRAND ORTEIL.

Dermatose. PEAU ROUGE, ENFLURE EXTÉRIEURE EN GÉNÉRAL—

DOULEUR LANCINANTE, —DE TENSION. Température CHAUDE, BRU-
LANTE. SENSATION DE FROID EXTERNE, CHALEUR ET SÉCHERESSE DE
LA PEAU. *Exanthème en général,* EXANTHÈME DOULOU-
REUX, — AVEC DOULEUR TENSIVE. ENGELURES, ÉRYSIPÈLE. FU-
RONCLE (clou) = PETIT, GERÇURE ET FISSURE. Taches acarpo-
dermoses,—couleurs BLEUES,—JAUNES,—ROUGES,— VER-
DATRES. PRURIT LANCINANT, —FOURMILLANT,—AMÉLIORÉ PAR LE
FROTTEMENT. Tumeur BRULANTE,—BLEUE NOIRATRE,—DURE,—
FOURMILLANTE. ULCÈRES SENSIBLES,— FOURMILLANTS.

ADÉNOSES. DOULEUR EN GÉNÉRAL, ENDOLORISSE-
MENT DES GLANDES, FOURMILLEMENT, DOULEUR DE MEUR-
TRISSURE, — *de tension;* TIRAILLEMENT, — TUMEUR DOULOU-
REUSE, ENFLAMMÉE.

BAILLEMENTS, SOMMEIL, RÊVES, CIRCULATION ET FIÈVRES.

Épiphénomènes DU BAILLEMENT EN GÉNÉRAL, *sommeil et
épiphénomènes du sommeil, réveil* et ÉPIPHÉNOMÈNES DU RÉVEIL.
RÊVES EN GÉNÉRAL, —ANXIEUX,— DE MALHEURS,—DE MORTS,
DE QUERELLES, — VIFS, — ÉTANT ÉVEILLÉ. Vaisseaux sanguins,
GONFLEMENT, VARICES EN GÉNÉRAL —AVEC INFLAMMATION.
POULS ALTÉRÉ EN GÉNÉRAL;—POULS GRAND,— DUR. FRISSONS EN
GÉNÉRAL, — AVEC SOIF, FROID PARTIEL, SENSATION DE FROID AUX
PARTIES EXTERNES. CHALEUR EN GÉNÉRAL, — EXTÉRIEURE, — IN-
TÉRIEURE;—CHALEUR PARTIELLE,—EXTÉRIEURE,—INTÉRIEURE,—
ANXIEUSE,—SÈCHE,—FUGACE. Sueur en général —*avec angois-
sés, — sueur froide,* — gluante; — *qui fait des taches* —ROU-
GES, — *d'odeur étrange,* — *acide;* — sueur avec soif. Fièvres
composées *de frissons, puis chaleur* — DE FRISSONS A L'EXTÉ-
RIEUR, CHALEUR A L'INTÉRIEUR;—frissons à l'intérieur, chaleur à
l'extérieur. Souffrances AVANT,—*pendant,*— après la fièvre.

5° Sphère élective d'action sur certaines parties de l'organisme.

COTÉ GAUCHE.	COTÉ DROIT.
INTÉRIEUR DE LA TÊTE. *OEil*, OREILLE, *face*, DENTS, HYPOCONDRE. Ventre, anneau inguinal, *cou et nuque*, POITRINE. PARTIE SUPÉRIEURE DU CORPS. Partie inférieure du corps, *parties du corps en général.* Symptômes fébriles.	*Intérieur de la tête. OEil.* oreille, face. *Hypocondre, ventre.* PARTIES GÉNITALES, POITRINE. REIN, partie supérieure du corps, PARTIE INFÉRIEURE DU CORPS, parties du corps en général.

Sacrum.

Haut gauche.

Bas droit.

Affinités médicamenteuses: CICUTA, IPÉCA, ZINC. ACON., ARSEN., CHIN., FERR., IGNATI., PULSAT., SCILL., SENEG., VÉRAT. *Capsicum, Cannab., Bryon., Merc., Rhus,* Samb. Sabin.

ANTIDOTES : CAMP., IPÉCA, COCCUL., Ignati., Chin., Seneg,. (NOC. VINUM). Pour l'usage homœopathique on récolte la plante pendant qu'elle est en fleurs et on prépare la *teinture mère* en mêlant le suc exprimé de la plante *entière* avec égales parties d'alcool.

Doses usitées 0,6. 12. 30 (teinture mère o,II, IV, x^e puissance.)

SOMMAIRE.

Les effets de l'arnica se portent plus spécialement sur la

*partie supérieure et gauche.du corps, à la tête, aux dents =,
à l'oreille, à la poitrine = , à l'hypocondre. = La poitrine,
les parties génitales, le rein et la partie inférieure du corps
à droite* rentrent davantage dans sa sphère d'action. Les
symptômes se manifestent le soir, la nuit, avant minuit, et le
matin ; leur caractère est une douleur CONTUSIVE, pressive,
tractive, lancinante de dehors en dedans, etc.; une sensation de fourmillement dans les parties externes, etc. La
chaleur et le repos en général calment ou améliorent l'é-
tat de souffrance, qui est, au contraire, exaspéré par le
mouvement en général, surtout par le mouvement de la
partie malade, par l'inspiration profonde, la toux, l'action
de parler, de se. moucher, etc.; une anxiété morale,
une humeur irritée ou variable accompagne les symptômes, etc. L'arnica semble plus particulièrement convenir aux
personnes PLÉTHORIQUES, à facies rouge, vultueux, pré-
disposées aux congestions cérébrales, sanguines; aux sujets
sanguins ou lymphatico-sanguins, mais non réellement scro-
fuleux; il a peu ou pas d'action sur les individus positive-
ment débiles, à sang pauvre et à chair molle, etc.

Les affections par suite de lésions mécaniques (surtout à
la tête), les chutes, coups, commotions, les blessures, principalement par les instruments obtus, contusions, ecchy-
moses, fractures, etc. Les fièvres intermittentes, celles qui
s'observent après les chutes graves, l'amaigrissement partiel,
qui parfois en résulte, ont, avec les symptômes de l'arnica,
la plus complète homœopathicité; il agit spécialement sur
les muscles (fibres charnues), ainsi que sur le tissu cellulaire,
ce qui le rend très-efficace, dans le premier cas, contre la
paralysie, le trismus, le rhumatisme; et, dans le second cas,

dans les sugillations si douloureuses au toucher, avec auréole rouge, enflammée; dans les furoncles, (PETITS, et détruit même la prédisposition à ces sortes d'éruptions.) Dans l'érysipèle phlegmoneux et la brûlure profonde, dans l'érysipèle simple et la brûlure superficielle, le *rhus toxicodendron* est préférable à l'arnica, ainsi que dans les contusions, entorses, diastasis, dont les fibres tendineuses et ligamenteuses qui avoisinent les grandes et petites articulations, peuvent être le siége. Les fièvres et ophthalmies traumatiques, l'excoriation des malades alités, celle des mamelons, l'inflammation érysipélateuse des mamelles, la pleurodynie, la pleurésie automnale, l'hémoptysie avec sang rouge vif et en forme de stries; le rhumatisme idiopathique, certaines névralgies, surtout à la tête, avec douleur sécante, dilacérante; certaines affections des voies digestives, les varices en général, la GOUTTE, spécialement AU PIED, etc., sont autant d'états maladifs que l'arnica guérit, quand il y a rapport de similitude avec les caractères pathogénétiques qui lui sont propres.

« Il faut, dit Hahnemann, se garder d'employer l'arnica dans les maladies aiguës, purement inflammatoires, avec chaleur générale, en grande partie extérieure, non plus que dans les diarrhées. Son action est très-salutaire dans les grandes blessures produites par des balles et des instruments contondants, comme aussi dans les douleurs et autres incommodités, après l'arrachement des dents, et après d'autres opérations chirurgicales, dans lesquelles les parties *charnues* ont été violemment distendues, comme réductions de fractures, » chez les femmes en couches, après une parturition laborieuse qui a meurtri ou contusionné les organes génitaux.

L'arnica est du petit nombre des remèdes homœopathiques qui s'emploient à l'extérieur : une goutte environ de teinture mère, par 10 grammes d'eau. Après 36 heures de son usage, il est inutile de le continuer, ayant alors produit tout le bien que l'on en pouvait attendre dans le cas présent. Le vin semble singulièrement aggraver ses effets nuisibles. La coque du Levant, dans beaucoup de circonstances, est, comme antidote de ce remède, administrée à doses trop fortes dans des cas où il n'était pas homœopathique, bien préférable au camphre.

Le sulfate de fèr, de zinc, l'acétate de plomb et les acides minéraux sont incompatibles avec l'usage de l'arnica. Ces notions sont très-importantes au point de vue de la chimie, et quand il s'agit d'*adjuvant*, de *correctifs* et de *base*, ce qui constitue le *nec plus ultra* du formulaire officiel, *fiat secundum artem*. Au point de vue de l'art médical, et comme devant obvier aux inconvénients attachés à l'erreur facile d'une fausse application thérapeutique d'un remède, est préférable, sans doute, la connaissance des antidotes de ce même médicament. Le célèbre Pinel pouvait se permettre et oser l'administration d'une seule et unique substance, le quinquina. A cet exemple, déjà loin de nous, bientôt la science, avec la connaissance exacte des moyens thérapeutiques qu'elle emploie, n'aura plus, que par exception, recours à cet entassement de remèdes : « Formulez, formulez tou- « jours, entassez remèdes sur remèdes, chacun d'eux con- « naît l'organe qui lui est sympathique, et l'*estomac*, ajoute, « avec un accent méridional, ce professeur émérite, dans un « langage aussi familier que métaphorique, *est une boîte aux* « *lettres : mettez, jetez quelque substance médicamenteuse que*

« *ce soit, l'administration organique, ainsi que l'administra-*
« *tion intelligente des postes, fera toujours parvenir chaque*
« *factum à son adresse.* » Est-ce là de la science? en vérité, en présence de pareille énormité, n'est-on pas tenté de
s'écrier : Pauvres malades! *pauvre médecine !*

L'arnica montana, appelé par Meisner, *panacea lapso-*
rum, et dont il y a deux siècles et plus que Fehr fit connaître cette découverte de la médecine domestique, est à
notre époque abandonné, sinon entièrement ignoré; en
vain chercherait-on quelques notices sur ce précieux médicament dans les traités classiques et officiels les plus récents,
ce qui est justifié du reste par ce qu'enseignait l'École en 1829 :
« On lit dans les auteurs que l'arnica s'emploie dans la
goutte, le rhumatisme, la néphrite calculeuse, l'hydropisie,
l'asthme, le catarrhe pulmonaire, la toux, etc.; nous ne
croyons pas devoir abuser du temps de nos lecteurs, en
examinant tour à tour quelle peut être l'influence de ce
médicament sur ces maladies. » Ainsi se fait la matière médicale officielle, faute de *criterium* positif. Une époque vient
qui, dominée par des théories et des systèmes plus *ration-*
nels que ceux du *temporis acti*, fait table rase de ce que la
tradition et l'expérience avaient mis des siècles à édifier;
avantage immense de l'esprit philosophique qui, s'il est incapable de créer, sait du moins détruire ou dénigrer.

On a fait tort à ce médicament, comme à beaucoup d'autres,
en exagérant ses propriétés qui sont loin d'être à dédaigner.
Il faudrait, par des expériences bien faites, que ses vertus
fussent constatées d'une manière positive, et que les cas où
son application peut être salutaire, fussent précisés de telle
sorte, qu'il y eût moins de vague et d'incertitude. Ce désir,

expression d'un sentiment honorable manifesté par M. F. Ratier (1), a été depuis réalisé par la traduction des ouvrages de
Hahnemann, par Jourdan, qui ne parurent en France
qu'en 1834.

Le premier effet qui résulte, dit M. Milne Edwards, de l'in-
gestion de ce médicament, est une irritation des voies digestives, caractérisée par un sentiment de pesanteur à la
région épigastrique, des nausées, quelquefois des vomissements, des coliques et même des déjections alvines; le
second effet se porte sur le cerveau et le système nerveux, et
se manifeste par une céphalalgie plus ou moins vive, des
mouvements spasmodiques, des picotements et des fourmil-
lements dans les membres, et une sorte de contraction per-
manente des muscles respirateurs.

Stoll en fit un usage avantageux dans une dyssenterie épi-
démique et guérit plusieurs fièvres intermittentes, ce qui lui
fit qualifier l'arnica de *quinquina des pauvres*. (L'arnica convient pour combattre la cachexie par abus du sulfate de
quinine.)

Le docteur Joerg, par des expériences comparatives sur
dix personnes, s'est assuré que ce médicament jouit de propriétés *résolutives* très-marquées, qu'il stimule les fonctions des
vaisseaux absorbants et exerce une *dérivation* sur le cerveau.
Szerlecki dit que la teinture d'arnica, étendue de *quatre fois*
son poids d'eau, calme les tumeurs hémorrhoïdales *en to-
pique*. Le docteur Liedbeck prescrit l'infusion d'arnica
contre les varices des femmes enceintes, et Thielmann, la
même infusion contre la chorée. (*Gazette de santé*, 20 décembre 1845.)

(1) *Dict. med. et chirurg. pratiq.* T. III, p. 348.

L'arnica, dont M. Teste a fait le type de son premier groupe, dans sa *Systématisation de la matière médicale homœopathique*, est assurément une des substances dont les médecins de l'ancienne école, dit-il, ont le mieux apprécié les propriétés thérapeutiques, à tel point qu'en rassemblant tous les cas pathologiques dans lesquels il fut employé avec succès, on aurait l'image complète de sa pathogénésie. Grâce aux travaux de Hahnemann, les propriétés médicamenteuses de l'arnica sont aujourd'hui mises hors de doute, et nous voyons en quelque sorte les données de l'expérience séculaire (abstraction faite des idées et théories qui ont pu motiver son administration) sanctionner et justifier chaque jour ce que l'*expérimentation pure* est venue établir d'une manière irréfragable, et cela toujours d'après cet axiome médical : *similia similibus*. L'usage de ce médicament, un des plus importants de la matière médicale, deviendra populaire, malgré l'oubli qu'en ont pu faire MM. Trousseau et Pidoux, dans leur *Traité de thérapeutique* classique, par l'application journalière qu'on en doit faire dans les chutes, les contusions, les plaies, etc., dont les muscles et le tissu cellulaire peuvent être le siége.

L'arnica montana, qu'on a aussi qualifiée de *tabac des Vosges* ou *des montagnes*, ainsi que l'indique son nom, vient spécialement dans les localités mêmes où les lésions, qu'il est le plus apte à guérir, se présentent le plus souvent. Admirable prévoyance de la nature qui a établi ainsi le remède à côté du mal, et cela dans les conditions où, par la disposition même des lieux, ces sortes d'accidents sont le plus fréquents et le plus dangereux.

IV

ARSENICUM ALBUM

GÉNÉSIE DE L'OXYDE BLANC D'ARSENIC

I° Physiologie relative au rhythme, aux effets essentiels et concomitants de l'arsenic (1).

Les plus grands effets de ce remède se manifestent LE SOIR, LA NUIT—APRÈS MINUIT ≡, et ont pour caractère essentiel UNE DOULEUR BRULANTE, — PRESSIVE DE DEHORS EN DEDANS DANS LES PARTIES INTERNES, — ARDENTE, EXTERNE, — INTERNE, — LANCINANTE ET TIRAILLANTE DANS LES MUSCLES, —RONGEANTE DANS LES PARTIES — INTERNES, —DE TÉ-

(1) CIRCONSTANCES ET CONDITIONS SOUS L'INFLUENCE DESQUELLES S'AMÉLIORENT OU S'AGGRAVENT LES EFFETS DE L'ARSENIC.

AMÉLIORATION : PAR LA CHALEUR EN GÉNÉRAL, — L'AIR CHAUD, — LA CHALEUR DU LIT, DU POÊLE, LES ALIMENTS CHAUDS, — COUCHÉ LA TÊTE ÉLEVÉE, — PAR LE MOUVEMENT DE LA PARTIE MALADE, — EN SE REDRESSANT, — EN DESCENDANT, APRÈS LE SOMMEIL.

AGGRAVATION : L'HIVER, — PAR LE FROID EN GÉNÉRAL, L'AIR FROID,— EN DEVENANT FROID,— PAR LE CHANGEMENT DE TEMPÉRATURE, — L'AIR DES CAVES ET DES ÉGLISES (air renfermé), EN ENTRANT DANS L'AIR FROID, — ABUS DU QUINQUINA, — *des narcotiques.* LES ALIMENTS GRAS, — FROIDS, — ACIDES, — *de veau, de porc,* DE VIANDE DÉTÉRIORÉE, — BEURRE. — LES FRUITS — GLACÉS, LE VINAIGRE, LE VIN, L'EAU-DE-VIE. — L'EAU COMME BOISSON, — LE LAIT. COUCHÉ — SUR LE CÔTÉ MALADE,— LA TÊTE PEU ÉLEVÉE — SUR LE DOS. — APRÈS LE MOUVEMENT, — EN MARCHANT VITE, — EN MONTANT. CONTRARIÉTÉS AVEC ANGOISSES, — *soucis.* Les EFFORTS PHYSIQUES (fatigue), *intellectuels,* APRÈS AVOIR BU, VITE, — EN ASPIRANT L'AIR FROID, — EN ÉTERNUANT. PENDANT LE SOMMEIL, — AU COMMENCEMENT DU SOMMEIL. SUITES D'INDIGESTION, — DE RÉPERCUSSION DES EXANTHÈMES, —DE VOMISSEMENT, de refroidissement.

NESME (serrement violent),— TENSIVE, INTERNE,— TIRAILLANTE DE BAS EN HAUT, — TIRAILLANTE DE HAUT EN BAS DANS LES MUSCLES, — *pulsative*, *tractive*, — d'écorchure dans les parties externes, internes. Sensation D'ANXIÉTÉ PHYSIQUE, — DE FROID AUX PARTIES INTERNES, DE MOLLESSE (malaise), — d'*ébattement intérieur*, — DE CHATOUILLEMENT COMME PRODUIT PAR UN POIL, — D'UNE BOULE DANS LES PARTIES INTERNES.

2° Psychologie.

ANXIÉTÉ MORALE, DÉSESPOIR, *indifférence*, *humeur irritée*. MÉCHANCETÉ, *morosité*, DÉLIRE, IDIOTISME, EMBARRAS DE LA TÊTE, ÉTOURDISSEMENT. *Crainte exagérée de mourir*, surimpressionnabilité de tous les organes, avec sensibilité TRÈS-GRANDE AU BRUIT, à la lumière, à la conversation et aux offenses. Dégoût de la vie.

3° Affininités plus spéciales à certains tempéraments et constitutions.

Convient aux personnes MAIGRES, MÉLANCOLIQUES, cachectiques ou épuisées par les excès, ou une nourriture mauvaise (herbacée, fruits aqueux) leucophlegmatiques, disposées aux flux muqueux, à l'hydropisie, aux éruptions dartreuses; — aux constitutions lymphatiques, bilieuses; aux sujets ayant les cheveux et les yeux bruns, aux femmes, aux individus colériques, vifs; à ceux qui habitent ou travaillent dans les souterrains, les lieux bas et humides, ou qui abusent de liqueurs alcooliques.

4° Généralités cliniques.

Les symptômes assez peu graves, dans les conditions or-
dinaires, déterminent, quand ils sont homœopathiques avec
l'action de l'arsenic, un accablement subit et absolu des forces,
affections des parties externes, *prédominant dans les parties in-
ternes*, occupant plus spécialement LE COTÉ GAUCHE DU
CORPS. SOUFFRANCES PÉRIODIQUES. AGITATION PHYSI-
QUE.ANEMIE, ATROPHIE (amaigrissement général), BRULU-
RES (ambustion). CROCIDISME, *chlorose*, CONVULSIONS, CRAMPES
DES MUSCLES EN GÉNÉRAL, CYANOSE, ÉPILEPSIE — AVEC CONVUL-
SIONS. FAIBLESSE GÉNÉRALE (débilité, lassitude). FONGUS
ARTICULAIRE (tumeur blanche). — HÆMATODE (tumeur va-
riqueuse). SPHACÈLE. *Gangrène inflammatoire*. GELURES.
GONFLEMENTS EN GÉNÉRAL. HÉMORRHAGIES. HYDRO-
PISIE EXTERNE, INTERNE. *Hypocondrie et hystérie, ictère*.
INFLAMMATION DES PARTIES EXTERNES, — INTERNES,
— DES MEMBRANES MUQUEUSES. LIPOTHYMIE. MALAISE
PAR ACCÈS. MOUVEMENT DIFFICILE. NOIRCISSEMENT DES PARTIES
EXTERNES. OEDÈME. PÉTÉCHIES. PHTHISIES EN GÉNÉRAL, POLY-
CHIMIE, *phthysiasis* (morbus pedicularis), SCORBUT. SOUBRE-
SAUTS, SPASMES CLONIQUES — *des parties internes*. Tétanos.
Tremblement des parties externes.

INDIVIDUALITÉS CLINIQUES.

TÊTE : RÉGION CORONALE, CUIR CHEVELU EN GÉ-
NÉRAL, — CORONAL. *Cheveux blonds*, BRUNS. PAUPIÈRES EN
GÉNÉRAL, — INFÉRIEURES. — FACE INTERNE PALPÉBRALE ;
GLOBE DE L'OEIL EN GÉNÉRAL, CONJONCTIVE *cornée*, IRIS DILATÉ,

— *contracté*, REGARD FIXE. PHOTOPHOBIE. ALTÉRATION DES TRAITS, CONTORSION DES TRAITS. GONFLEMENT, bouffissure DE LA FACE, TEINT BLEUATRE, — PALE, — TERREUX, CUIVREUX (couperosé) *jaune, verdâtre*. YEUX ENFONCÉS, — PROÉMINENTS, EXANTHÈME AUTOUR DES YEUX. YEUX CERNÉS DE BLEU, GONFLEMENT (œdème) DES PAUPIÈRES INFÉRIEURES. GONFLEMENT DU NEZ. EXANTHÈME DES LÈVRES, — A LA LÈVRE SUPÉRIEURE. *Bouche entr'ouverte*. Siége des sensations : LÈVRE — SUPÉRIEURE.

APPAREIL DIGESTIF.

Stomatosie, — *Laucanosie,* — GLOSSONOSE, ENDUIT DE LA LANGUE, SALIVATION DIMINUÉE, FÉTIDITÉ DE LA BOUCHE. ANOREXIE.—FAIM SANS APPÉTIT. SOIF, DÉSIR DE BOIRE SANS SOIF. *Répugnance pour le bouillon, les aliments doux,* les farineux, *les graisses, la viande.* Désirs D'ACIDES, *de café,* D'EAU-DE-VIE, *de lait,* DE PAIN. ALTÉRATION DU GOUT EN GÉNÉRAL, — AMER, — FADE, NAUSÉABOND, — SALÉ, — *doucedtre*. RAPPORTS (de vapeur et liquides). MALAISE (synonyme de nausées) EN GÉNÉRAL. SENSATION D'AFFADISSEMENT. VOMISSEMENTS EN GÉNÉRAL — D'ALIMENTS INGÉRÉS, — BILIEUX, AMERS, — DE MATIÈRES ACIDES, AIGRES, — DE MATIÈRES FÉTIDES,—DE MUCOSITÉS,—DE MATIÈRES NOIRES,—*de sang*. ESTOMAC, *foie, rate,* VENTRE EN GÉNÉRAL. AINES, GLANDES INGUINALES. ÉMISSION DE FLATUOSITÉS D'ODEUR FÉTIDE, — PUTRIDE. DIARRHÉE — DOULOUREUSE, — SANS DOULEURS. ÉVACUATIONS ALVINES INVOLONTAIRES, — BESOIN PRESSANT D'ÉVACUER, — évacuation de MATIÈRES NOIRES, — *vertes,* — grises, *bilieuses,* SANGUINOLENTES, — D'ODEUR TRÈS-

FÉTIDE, de QUALITÉ TRÈS-ACRE, — DE SUBSTANCES NON
DIGÉRÉES (lientérie). Épiphénomènes *avant,* — PENDANT,
APRÈS la selle. Proctonosie. HÉMORRHOIDES.

DIURÈSE ET PARTIES GÉNITALES.

Urine trouble, SANGUINOLENTE, — D'ODEUR FÉTIDE, —
CHAUDE (brûlante). *Émission peu abondante* ou *très-abondante,* — *involontaire,* — INVOLONTAIRE LA NUIT AU LIT. PAR-
TIES GÉNITALES EN GÉNÉRAL, VERGE, *gland,* SCROTUM. *Saty-
riasis, règles de longue durée,* — TROP ABONDANTES ; *menostasie.
Leucorrhée épaisse, sanguinolente,* — CORROSIVE. *Symptômes
concomitants.*

APPAREIL RESPIRATOIRE ET HÉMATOSIQUE.

CORYZA FLUENT, couleur de la sécrétion, GRISE, —
JAUNE, — *verte, d'odeur fétide,* de qualité MUQUEUSE, COR-
ROSIVE, âcre, — BRULANTE, *épaisse, sanguinolente,* VIS-
QUEUSE. SYMPTOMES CONCOMITANTS. *Respiration courte,*
ACCÉLÉRÉE. DYSPNÉE, ORTHOPNÉE, apnée. HALEINE FÉTIDE. ÉPI-
PHÉNOMÈNES. TOUX EN GÉNÉRAL, — AVEC EXPEC-
TORATION, — SANS EXPECTORATION. — AVEC EXPECTORA-
TION LE JOUR ET LA NUIT, — SANS EXPECTORATION.
Couleur JAUNE, — *verdâtre,* — GRISE. ODEUR FÉTIDE, GOUT
AMER, — SALÉ, — PUTRIDE, — NAUSÉABOND, — *fade, doucea-
tre,* — acide ; de qualité ACRE, — ALBUMINEUSE, ÉCUMEUSE,
— LAITEUSE, — MUQUEUSE, — *purulente,* — VISQUEUSE,
ÉPAISSE, TENACE. HÉMOPTYSIE en général, — *sang âcre,* couleur
vive. ÉPIPHÉNOMÈNES ET SYMPTOMES CONCOMITANTS DE LA TOUX.
Larynx, trachée-artère. COU, *glandes du cou et maxillaires.*

6

CAVITÉ THORACIQUE. *Cœur et région du cœur.* BATTEMENTS DE
COEUR, — AVEC ANXIÉTÉ, — *intermittents,* — TREMBLOTANTS.
GLANDES MAMMAIRES.

DOS ET TRONC.

Omoplates. DOS. *Sacrum.*

Extrémités supérieures : Articulations en général, épaule,
BRAS, *articulations de la main, main en général, doigts,
entre les doigts.* Extrémités inférieures : Région *coxo-femo-
rale en général, articulation du genou,* JARRET, — *jambes,
tibia,* MOLLETS, *articulation du pied,* PIED, *plante du pied,
doigts de pied, gras d'orteil, ongles du pied.*

DERMATOSES. Couleur de la peau : BLEUE, — *jaune,* ATONIE,
— FLÉTRIE, — DURE COMME DU PARCHEMIN. ENFLURE
EXTÉRIEURE EN GÉNÉRAL, OEDÉMATEUSE, — SÈCHE; — sen-
sation DE GONFLEMENT, ENFLURE. Température de la PEAU : —
ARDEUR, BRULURE; CHALEUR ET SÉCHERESSE DE LA
PEAU. EXANTHÈME EN GÉNÉRAL, — BULLEUX (phlyc-
tènes), — *furfuracé,* — PLAT (turgescence peu saillante);
EXANTHÈME ARDENT, BRULANT, — CAUSANT DES ÉLANCE-
MENTS, — d'une couleur BLANCHATRE, — NOIRATRE.
ANTHRAX (furoncle gangréneux, malin), BOUTONS EN GÉ-
NÉRAL (forme papuleuse), *croûtes de lait,* ACNÉ ROSACEA (cou-
perose). ENGELURES, — ENFLAMMÉES. ÉRYSIPÈLE — PHLYCTENOÏDE,
— GANGRÉNEUX, *furoncle* (clou), GALE — *répercutée.* IN-
FLAMMATION (dermatite) MILIAIRE, — BLANCHE. PUSTULES : —
PUSTULE MALIGNE. SCARLATINE — *avec gonflement.* Herpès,
DARTRES EN GÉNÉRAL, — forme FURFURACÉE, — *croû-
teuse — squammeuse — sèche — suintante — couleur blanche*

— *jaunâtre.* — *avec* DOULEUR BRULANTE. Taches acarpodermoses : couleurs BLANCHATRES, — *bleues,* — *livides, chez les vieillards,* — ROUGE DE CUIVRE, — BRULANTES — comme à la SUITE D'UNE BRULURE. PRURIT BRULANT. TUMEUR BRULANTE, — BLEUE NOIRATRE, — HYDROPIQUE, OEDÉMATEUSE, — INFLAMMATOIRE, — SPONGIEUSE (molluscum). ULCÈRES EN GÉNÉRAL — *bleuâtres,* — NOIRATRES — AU FOND — avec TACHES BLANCHES, — ATONIQUES — COMME BRULÉS, — CANCÉREUX, — DURS, — INFLAMMATOIRES, — LARDACÉS — au fond. LUPUS VORAX — LUXURIANTS, — PLATS, — SAIGNANTS, — SPHACÉLEUX, — SPONGIEUX, — TIRAILLANTS. Douleur et sensation des ulcères : ULCÈRES SENSIBLES, DOULOUREUX, — INDOLENTS, — BRULANTS, — LANCINANTS, AVEC SENSATION DE FROID. Bords des ulcères : BORDS BRULANTS, — ÉLEVÉS ET DURS, — DOULOUREUX, — LANCINANTS, — SPONGIEUX, — BORDS SAIGNANTS, — NOIRS, — ENFLÉS. Qualité et couleur du pus : AQUEUX, — *blanchâtre* — (albumineux), — ABONDANT, — FÉTIDE, — *jaunâtre,* — RONGEANT, — SANGUINOLENT, — SANIEUX, — *visqueux.* CHUTE DES CHEVEUX, — A LA RÉGION FRONTALE. ONGLES ULCÉRÉS. — VERRUES — *brûlantes,* — *suppurantes,* — *avec une circonférence ulcérée.*

Adénoses : ARDEUR DANS LES GLANDES, *douleur en général, inflammation,* induration. TUMÉFACTION EN GÉNÉRAL, TUMEUR FROIDE. — ULCÉRATION DES GLANDES, — CANCÉREUSE, — CARIE DES OS, NÉCROSE, *douleur lancinante,* — LANCINANTE ET TIRAILLANTE.

BAILLEMENTS AVEC PANDICULATIONS, SOMNOLENCE LE JOUR, — LE SOIR. SOMMEIL TARDIF. — SOUFFRANCES QUI EMPÉCHENT DE S'ENDORMIR. Positions pendant le sommeil : *Les mains sous la tête*, — ASSIS. — sur le dos. SOMMEIL AGITÉ, — ANXIEUX. ÉPIPHÉNOMÈNES DU SOMMEIL. — RÉVEIL DE TROP BONNE HEURE. ÉPIPHÉNOMENES DU RÉVEIL. INSOMNIE EN GÉNERAL, — AVEC ENVIE DE DORMIR, — AVANT MINUIT, — APRÈS MINUIT. CAUSES DE L'INSOMNIE. RÊVES ANXIEUX, DE MORTS, — *de malheurs*, — *vifs*, — *étant éveillé. Vaisseaux sanguins : Gonflement*, BRULURE, — *battements*. VARICES EN GÉNÉRAL — AVEC INFLAMMATION, — ULCÉRATION, POULS ALTÉRÉ EN GÉNÉRAL, — *intermittent*, — INÉGAL, TRÈS-ACCÉLÉRÉ, — *lent*, — PETIT, — *souple*, — INSENSIBLE, — TREMBLANT. Pyroses : HORRIPILATIONS EN GÉNÉRAL, — PARTIELLE. FRISSONS EN GÉNÉRAL — PARTIELS, — INTÉRIEURS, — LÉGERS, — *avec soif*, — SANS SOIF. ÉPIPHÉNOMÈNES DES FRISSONS. FROID EN GÉNÉRAL, — PARTIEL, SENSATION DE FROID A L'INTÉRIEUR. CHALEUR EN GÉNÉRAL, — EXTÉRIEURE, — INTÉRIEURE, — CHALEUR PARTIELLE ; — PARTIELLE EXTÉRIEURE, — INTÉRIEURE, — ANXIEUSE, — SÈCHE. — CHALEUR SANS SOIF — AVEC RÉPUGNANCE A SE DÉCOUVRIR. ÉPIPHÉNOMÈNES DE LA CHALEUR. SUEUR EN GÉNÉRAL — AVEC ANGOISSES, — AFFAIBLISSANTE, — *froide*, *gluante*, — *qui fait des taches* — *jaunes*, — d'odeur étrange, — fétide. ÉPIPHÉNOMÈNES DE LA SUEUR. Fièvre *composée de frissons, puis chaleur*, — DE FRISSONS, CHALEUR, PUIS SUEUR ; — DE FRISSONS ET EN MÊME TEMPS CHALEUR, — *de frissons, à l'extérieur, chaleur à l'intérieur;* — DE FRISSONS A L'INTÉRIEUR, CHALEUR A L'EXTÉRIEUR ; — DE FRISSONS ALTER- NANTS AVEC CHALEUR, — DE CHALEUR, PUIS SUEUR; — *de cha- leur avec horripilation,* — DE CHALEUR ALTERNATIVE AVEC FRISSONS, — *d'horripilations, puis froid.* Souf- frances, AVANT, — PENDANT, — APRÈS LA FIÈVRE.

5° Sphère élective d'action sur certaines parties de l'organisme.

COTÉ GAUCHE.	COTÉ DROIT.
Intérieur de la tête. EXTÉ- RIEUR DE LA TÈTE. OEIL. *Oreille.* NEZ, face. HYPOCON- DRE. Ventre. Cou et nuque. Poi- trine. *Rein.* PARTIE SUPÉRIEURE DU CORPS. *Partie inférieure du corps.* Parties du corps en général.	*Intérieur de la tête.* OEIL. Oreille. *Nez.* FACE. *Bouche et gorge. Hypocondre.* VENTRE. *Anneau inguinal. Poitrine.* REIN. PARTIE SUPÉRIEURE DU CORPS. PARTIES INFÉRIEU- RES DU CORPS. Parties du corps en général.

Sacrum,

haut gauche,

bas droit,

Affinités médicamenteuses : CHAMOM., CHINA, FERR., IPECA., LYCOP., MERC., N. VOM., RHUS, SULPH., ANTIM. CRUD., ARNICA, BARYT., BRYON., CARB. VEGET., DIGIT., GRAPH., HEPAR, IGNAT., IODIUM, LACH., N. MURIAT., PETROL., PHOSPH., PHOSP. ACID., SAMBUC., SCILL., S. CORNUT., SEPIA., SILIC., STAPH., VERAT., *coff., colch., dulcam., euphr., kali, mosch., plumb., stanna.*

Antidotes : IPEC., VERATR. ALBUM., CHINA, NUX VOM.,

HEPAR., CAMPH., suivant la prédominance de tels ou tels symptômes. A doses massives, le lait gras en abondance, l'eau savonneuse concentrée (on a presque toujours ces moyens à sa disposition) ou l'oxy-hydrate de fer, une solution de foie de soufre, de bicarbonate de potasse mêlé d'huile, tels sont les plus sûrs moyens de combattre les effets de l'empoisonnement par l'arsenic.

Doses usitées : v^e, x^e puissances (15, 30, 40). Les symptômes semblent d'autant plus affecter la forme nerveuse, que ce médicament est pris à une dilution plus élevée; les basses conviennent particulièrement aux affections organiques, et surtout aux affections subaiguës des entrailles.

Préparation pharmaceutique d'après MM. Catellan et Jahr, page 81 (1).—Pour l'usage homœopathique, on introduit dans un petit ballon 1 gramme d'acide arsénieux pur et 50 grammes d'eau distillée; on chauffe à la lampe à esprit-de-vin, agitant de temps à autre le contenu, jusqu'à ce que la solution soit complète; on s'assure que le tout pèse 51 grammes, et on ajoute 49 grammes d'alcool à 85 degrés, et on a ainsi 100 grammes d'une solution arsenicale, qui constitue la première au centième; on peut également préparer, par la trituration, l'*arsenicum album* (METALLUM ALBUM).

SOMMAIRE.

L'arsenic, ou mieux le *metallum album* trouve plus souvent son application dans les maladies internes que dans les affections extérieures, et son action, qui se porte de préférence à gauche, à l'extérieur de la tête, à l'œil, au nez, à l'hy-

(1) *Pharmacopée homœopathique,* 1853.

pocondre, au rein et sur la partie supérieure du corps, agit plus spécialement à droite sur la face, la cavité buccale et la gorge, le VENTRE (voies digestives), l'anneau inguinal, la poitrine, le rein et sur la partie inférieure du corps. C'est le soir, la nuit, après minuit que se manifestent surtout ses effets par une douleur brûlante, ardente, externe, interne, pressive de dehors en dedans dans les parties internes, rongeante interne, de ténesme, etc., avec un état de malaise général, une anxiété physique et morale, une crainte exagérée d'une mort prochaine, une surimpressionnabilité de tous les organes; et son application s'adapte plus particulièrement aux sujets *maigres, mélancoliques,* aux constitutions lymphatiques, bilieuses, aux sujets ayant les cheveux et les yeux noirs, etc. La chaleur en général, surtout la CHALEUR EXTÉRIEURE, le mouvement de la partie malade, etc., calment ses symptômes, qui sont au contraire exaspérés par le froid en général, le séjour au lit, la tête peu élevée, les efforts physiques au commencement et pendant le sommeil, etc.

L'application thérapeutique du METALLUM ALBUM peut trouver son indication dans les principaux états morbides ou affections dénominatives suivantes quand il y a homœopathicité avec les caractères qui lui sont propres : l'anémie, l'atrophie générale ou partielle, la cachexie par abus du quinquina, du mercure, de l'iode; les tumeurs hæmatodes, le sphacèle, les brûlures, la syphilis constitutionnelle, le mal de mer, les souffrances résultant d'un bain de mer, les névroses, les névralgies avec retour périodique, les fièvres typhoïdes avec symptôme de putridité (*pétéchies*), les fièvres tierces, quartes, intermittentes, quotidiennes, ou même celles qui résultent de l'abus du sulfate de quinine : accès d'anxiété, la nuit, qui forcent à quitter le lit; tremblement des ivrognes, aliénation mentale des ivrognes et autres souffrances provenant de l'excès des boissons alcooliques; ophthalmie, ulcère de la cornée, photophobie, otalgie, prosopalgie, cancer au nez, aux lèvres, au visage; angine gangréneuse; gastrites aiguës, et surtout subaiguës; pyrosis, douleur ardente dans l'estomac, les entrailles, difficulté habituelle à digérer les laitages et les aliments tirés du règne végétal (les fruits, melons, etc.); éructations aigres, putrides, mauvaise odeur de la bouche, saveur comme de chair corrompue dans la bouche et la gorge; squirre de l'estomac, melæna, affections gastriques et bilieuses; fièvre jaune, cholérine, choléra sporadique et *asiatique*; dyssenterie, lientérie, hydropisies externes et internes, œdème, anasarque, hydrothorax, gangrène des ramoneurs.

Coryza avec sécrétion corrosive et séreuse, toux sèche le soir, accès de suffocation le soir, après s'être mis au lit; angine de poitrine, laryngite aiguë et chronique; asthme spasmodique,— de Millar; affection organique du cœur, battements violents du cœur, avec angoisses excessives; éruption miliaire; dartres phlycténoïdes et furfuracées; ulcères putrides, carcinomateux et gangréneux, charbon, anthrax, lupus vorax, ulcères rongeants à la plante des pieds et aux orteils.

Cette longue énumération d'états morbides contre lesquels l'oxyde blanc d'arsenic est indiqué d'après sa pathogénésie, offre cela de particulier, que son efficacité est démontrée par les faits empruntés à la tradition écrite, et bien qu'employé dans des vues théoriques diverses, les auteurs anciens n'en ont pas moins constaté sa puissance thérapeutique dans les affections nerveuses, les névralgies faciales, la migraine périodique, la danse de Saint-Guy, le rhumatisme, le trismus, la phthisie; de dyspnée, de douleurs habituelles de poitrine, d'affections catarrhales, d'asthme humide, etc. Zeller est le premier qui ait, dans le cancer, fait l'éloge de l'acide arsénieux. Ronnow, Schmulz, Adair, Desgranges assurent en avoir obtenu de bons effets, ainsi que dans un grand nombre de maladies cutanées. Otto a publié trois observations d'ulcères chancreux de la face, guéris par la liqueur minérale de Fowler. Suivant Haller, le spécifique de P. Alliot, contre les affections cancéreuses, était une préparation arsenicale.

D'après Fodéré, l'acide arsénieux convient particulièrement aux tempéraments cacochymes, aux constitutions molles et muqueuses, aux individus faibles et languissants, aux maladies d'automne plus que du printemps. Gasc a vu (*Journ. compl.*, I) l'arsénite de potasse réussir parfaitement, au mois de décembre, sur les fièvres tierces, et surtout les fièvres quartes, puis échouer au mois de juin suivant. Il excite les solides, dit-il, augmente la force et la fréquence du pouls, agit sur les systèmes artériel et digestif, sur les voies urinaires (c'est par elles qu'il est expulsé), et sur les organes de la transpiration.

De ces considérations il résulte que, sous le rapport pratique, les idées émises par la plupart des auteurs anciens, ont avec celles professées par Hahnemann, par suite de l'*expérimentation pure*, plus d'un point de contact, et qu'en somme, aujourd'hui ce qui éloigne de la pratique de l'homœopathie est la difficulté de l'application d'une médication dont la posologie, en dehors des préjugés de l'école, veut des doses d'autant plus réduites, que l'action pathogénétique du remède doit être en rapport de similitude complète avec l'affection maladive contre laquelle elle est dirigée.

Mais c'est surtout dans les fièvres intermittentes que l'acide arsénieux a, tour à tour, été préconisé avec autant d'enthousiasme que dénigré par une pusillanimité que rien ne justifie. Dans la séance du 19 août 1845 à l'Académie de médecine, MM. les docteurs Bally et Rochoux, s'étayant de leur propre expérience, combattent l'efficacité de ce moyen dans ces affections. M. Boudin, médecin en chef de l'hôpital militaire de Versailles, écrit, à la séance suivante, qu'après s'être soumis lui-même, pendant longtemps, à l'usage de l'acide arsénieux, il s'est pleinement convaincu de son innocuïté absolue (A DOSE THÉRAPEUTIQUE), que depuis 1840 il l'a administré à 2947 malades, et *il n'avait pas constaté une seule fois l'accident le plus léger imputable à ce médicament*. Plus de deux mille avaient été traités antérieurement de une à dix fois par la quinine ; plus de cinq cents venaient de prendre vainement et pendant plusieurs jours de la quinine avant de lui être adressés ; tous ces malades indistinctement, et pendant des années entières, ont été soumis par centaines au traitement arsenical, et avec un résultat tel, qu'il lui est arrivé de rester souvent *plus d'un an sans avoir recours à l'emploi de la quinine*. Le traitement a été en général court, les récidives peu fréquentes. M. Boudin n'emploie que l'acide arsénieux (*un grain dans une livre d'eau distillée*)(1); il avait essayé l'acide arsénieux à 1/100 et à 1/200

____

(1) Singulière coïncidence de l'action des médicaments allopathiques à *doses centésimales* dilués et administrés dans un véhicule aqueux de 500 à 1000 grammes, p. 29 et 30. — Des effets du tartre stibié.
Oculos habent et non videbunt.

de grain, et quelquefois il a réussi avec cette faible quantité. A ceux qui font un reproche de recourir à l'emploi de l'arsenic, M. Boudin répond en répétant ce que Paracelse disait, il y a trois cents ans : « C'est précisément parce que c'est un poison qu'il guérit; et comme *poison*, ajoute-t-il, *la quinine a fait depuis longtemps ses preuves* (1). »

D'après M. Boudin, toutes les affections *limnhéniques*, quel que soit leur mode de phénoménisation, résulteraient des effluves de la végétation paludéenne, telles que les émanations du *chara vulgaris*, du *rizophore*, du *calamus*, de l'*anthoxanthum odoratum*, si abondant dans les marais de la Bresse, bien plus que dans les effluves de l'eau croupissante ou des détritus végétaux. Au rapport de M. de Humboldt, les racines du *manglier* et du mancenillier, lorsqu'elles cessent d'être recouvertes par l'eau, sont considérées par les habitants des deux Indes, comme productives de la fièvre. Pour M. Boudin, non-seulement les fièvres intermittentes endémiques dans le département de l'Ain, celles du nord-est de l'Afrique, de la Morée et du Sénégal, mais encore celles des deltas du Gange, du Nil et du Mississipi, c'est-à-dire le choléra, la peste et la fièvre jaune, ne seraient que les manifestations ou les divers degrés d'acuïté d'une seule et même maladie due à une cause *unique* (mais *multiple* dans ses modifications) : « Car ce n'est pas, seulement, dit-il, entre

---

Quand l'allopathie, si ce n'est avec des doses si minimes de médicaments,
     .... par plus d'effets montra-t-il son pouvoir ;
   Auras-tu donc toujours des yeux pour ne pas voir ?

   . . . .
    . . . .
J. RACINE, Athalie.

(1) Mérat, *Dict. univers. de mat. medic. et de thér.*, t. VII, p. 65 et 66. M. Bouchardat, *Annuaire de thérap.*, p. 201 à 207, 1846.

« les formes morbides ordinaires, observées endémique-
« ment dans toutes les contrées marécageuses qu'il y a iden-
« tité de nature, et je croirais n'avoir soulevé que bien fai-
« blement le voile qui recouvre la vérité, si je me bornais
« ici à faire ressortir l'origine identique des fièvres inter-
« mittentes, rémittentes, continues et larvées, ainsi que les
« diarrhées et les dyssenteries endémiques dans les pays de
« marais. J'ai vu, dans le nord de l'Afrique, l'intoxication
« marécageuse, non pas mentir, mais exprimer avec une
« telle fidélité le *choléra de l'Inde*, qu'il était de toute im-
« possibilité de décider, *a priori*, s'il y avait commencement
« d'épidémie de choléra ou seulement fièvre *cholérique*
« *sporadique*. Dans une autre circonstance, unique à la vé-
« rité, j'ai observé dans le marais de Navarin, en Morée,
« une *fièvre ictérique pernicieuse, avec vomissements de*
« *matière noire*, et rappelant assez bien l'ensemble de la
« fièvre jaune des Antilles. Enfin, dans la même campagne
« de Grèce, en 1828, j'ai pu constater, chez un certain
« nombre d'individus qui avaient succombé à des fièvres palu-
« déennes graves, un gonflement tout à fait insolite des gan-
« glions de l'aine et du cou, accident qui n'était pas sans
« analogie avec ce qui s'observe dans la maladie de Constan-
« tinople et d'Alexandrie (1). »

Si, de ces appréciations générales de M. Boudin, nous
rapprochons les nombreux cas de choléra où l'acide arsénieux s'est montré héroïque par son action curative, ne fau-
dra-t-il pas reconnaître combien ici la théorie et la pratique
se corroborent l'une par l'autre et justifient la puissance

____

(1) *Traité des fièvres intermittentes, rémittentes et continues des pays
chauds et des contrées marécageuses*, Paris, 1842, p. 154.

médicatrice de l'acide arsénieux, dans une foule d'affections maladives où l'on chercherait en vain un autre médicament qui fut susceptible de le suppléer?

M. Teste, dans sa *Systématisation pratique*, etc., p. 201, 1853, cite M. Boudin, alors médecin en chef de l'hôpital militaire du Roule, comme bien près d'être homœopathe. De quel véhicule, dit-il, pense-t-on que M. Boudin se serve pour l'administration de ses doses, presque infinitésimales, d'acide arsénieux? Du sucre de lait, à l'exemple de Hahnemann. Voici du reste sa formule :

> Pr. Acide arsénieux........ 1 centigr. (1/5 de grain).
> Ajoutez successivement et par petites portions :
> Sucre de lait pulvérisé.. 1 gramme (20 grains).

triturez dans un mortier de verre, assez longtemps (au moins 10 minutes), pour que le mélange soit intime, et divisez en 20 paquets, dont chacun représentera ainsi 1/2 milligramme ou $\frac{1}{100}$ de grain d'acide.

Sur 266 cas de fièvres intermittentes de types différents, l'acide arsénieux, à la dose de $\frac{1}{100}$ de grain, ne s'est montré inefficace que sur 21 malades seulement. Dira-t-on alors que le médicament n'a échoué que parce qu'il n'a pas été dans ces 21 cas administré à doses *rationnelles* ou allopathiques? Mais Fowler, qui le donnait en quantité bien plus forte, n'obtient que 174 guérisons sur 240 malades traités par sa *liqueur minérale*. Fodéré est moins heureux, et M. Gentrac, à Bordeaux, sur 33 fiévreux ne compte que 6 cas de guérison définitive. Chez 7, la fièvre devient continue et cesse peu après; chez 4, elle disparaît quelque temps, mais il y a récidive; chez 16 enfin, il n'y a eu aucun effet de produit(1). Que conclure du rapprochement de ces faits? c'est que, pour le médecin, quelle que soit l'école à laquelle il appartienne, il ne peut y avoir de *spécifique absolu*, en raison des conditions individuelles de tempérament, de constitution, d'idiosyncrasie et des épiphénomènes qui précèdent, accompagnent ou suivent les états morbides propres au type si varié des maladies intermittentes. Le quinquina ne peut pas plus remplacer comme antipériodique l'acide arsénieux, que celui-ci, sous le même rapport, ne peut remplacer le premier, ou tout autre antipériodique aussi nombreux, que d'une application fréquente pour l'homœopathie. Le quinquina doit nécessairement échouer là où l'arsenic ou tout autre réussit complétement, et *vice versâ*; l'un et l'autre seront d'une application fâcheuse ou au moins inutile dans des cas de fièvres intermittentes, où la *bellad.*, *ipeca.*, *nux vom.*, *verat.*, etc., seraient parfaitement indiqués par les caractères pathogénétiques qui leur sont propres; car c'est moins l'organisme qui doit être *dominé* par l'action du remède (2), que l'action de celui-ci, qui doit être en rapport de similitude complète avec lui, ce qui nécessite la connaissance exacte, autant que possible, des conditions où l'acide arsénieux peut, ou mieux doit être efficace et échouer là où le quinquina réussit parfaitement. Pour arriver à ce résultat, que je n'ose me flatter d'atteindre, j'ai pensé qu'il serait utile de mettre sous les yeux du lecteur un tableau synoptique des effets propres et caractéristiques de

(1) Mérat, *loc. cit.*; M. Bouchardat, *loc. cit.*

(2) De là maladie médicamenteuse, cachexie ou mieux intoxication quinique ou arsenicale dans l'espèce. M. Lordat reproche à l'arsenic de laisser, après la guérison de la fièvre, une bouffissure de la face ou même de tout le corps, qu'on est obligé de combattre par le safran de Mars apéritif. (Antidotes de l'arsenic : ferr., ipec., hepar, n. vom., etc.).

l'*arsenic* et du *china*, et de leur application antipériodique dans les fièvres intermittentes. (Voyez page 110.)

L'efficacité de l'acide arsénieux et son innocuïté absolue (*à dose thérapeutique*), ont aujourd'hui subi la quadruple épreuve du temps et des lieux, du nombre des expérimentateurs, du nombre et de la variété des maladies, » dit M. Boudin.

Les eaux minérales d'Haman-mez-Koutin, en Algérie, contenant une *faible* proportion d'arsenic, comme l'a démontré M. Tripier, se trouveraient-elles donc dans un pays où règnent les fièvres intermittentes et autres affections qui ressortent de l'action pathogénétique de l'acide arsénieux comme indication *thérapeutique* ?

En 1845, l'Académie de médecine a été consultée par l'autorité, au point de vue sanitaire (le chiffre énorme de 5 à 6 millions dont l'abus du sulfate de quinine rend annuellement les populations européennes tributaires de ce produit exotique n'a rien d'exagéré) sur la possibilité et la convenance de l'emploi de ces eaux. Mais est-il prudent de se prononcer catégoriquement à cet égard ?

Au milieu du conflit soulevé *sérieusement* sur la préférence exclusive à accorder à l'acide arsénieux ou au sulfate de quinine dans le traitement des fièvres intermittentes, apparaît l'*arséniate de quinine*, qui par son heureuse dénomination semble donner satisfaction à toutes les exigences. Quelle médication plus *rationnelle* et plus facile? L'état pyrétique vous paraît-il du ressort de l'arsenic? L'arséniate de quinine répond à cette indication. Pensez-vous, au contraire, que cet état fébrile soit plus approprié à l'action de la quinine? ARSÉNIATE DE QUININE ! *voyez mes ailes*. Dans le doute, s'il était possible alors, quelle médication plus *positive*, plus RATIONNELLE ? O thérapeutique décevante !!! M. Boudin, juge si compétent en pareille matière, après s'être livré à des études comparatives sur l'efficacité *indubitable* de l'arséniate de quinine, déclare qu'aucune suprématie n'a pu être saisie en sa faveur (1) ; qu'au contraire, il présente l'inconvénient d'une amertume très-prononcée et conclut que jusqu'à nouvel ordre, l'acide arsénieux doit obtenir la préférence et avec d'autant plus de raison, eût-il pu ajouter selon nous, que l'arsenic n'est pas plus le quinquina, que ce dernier n'est l'acide arsénieux. A chacun sa sphère d'action, à chacun ses propriétés pathogénétiques, ou *son individualité*.

L'acide arsénieux qu'on a autrefois préconisé contre l'hydrophobie, l'a été de nouveau en 1844 par un Journal italien, où le docteur Semmola a publié des expériences sur l'arsenic comme antidote de la rage. Les faits acquis ne justifient pas suffisamment cette assertion, et dans cette occasion l'acide arsénieux au point de vue homœopathique céderait de bien loin le pas à BELL., HYOSC., STRAM., LACH., PHOSPH., CANTH., CUPR., SABAD., ars.

Du reste, dans aucun cas, un médicament ne doit être systématiquement exclu du traitement d'une maladie quelconque, la symptomatologie de cette affection devant toujours être en rapport génétique, tel que l'a démontré l'*expérimentation pure*.

____

(1) M. Bouchardat, *loc. cit.*

V

CINCHONA OFFICINALIS

(QUINQUINA).

GÉNÉSIE DU KINA OU CHINA

**1° Physiologie relative au rhythme, aux effets essentiels
et concomitants du China (1).**

Les plus grands effets de ce médicament ont lieu *le matin,*
après midi ET LA NUIT, et son caractère essentiel est une
douleur DÉCHIRANTE (ou douleur vive, tiraillement aigu),
— DE MEURTRISSURE (de brisement),—PARALYSANTE,

(1) CIRCONSTANCES ET CONDITIONS SOUS L'INFLUENCE DESQUELLES
S'AMÉLIORENT OU S'AGGRAVENT LES EFFETS DU CHINA.

AMÉLIORATION. *Par la chaleur en général, en se réchauffant* —
DANS L'OBSCURITÉ, — A L'AIR DE LA CHAMBRE, — *par un temps sec,* — COUCHÉ LA
TÊTE ÉLEVÉE, — *sur le côté non malade,* — PAR LE MOUVEMENT DE LA PARTIE MA-
LADE, — *en se redressant,* — PAR L'ATTRACTION D'UN MEMBRE, — EN OUVRANT LES
YEUX, — *en les fermant,* — A JEUN, — APRÈS LA SORTIE DES VENTS, — PENDANT
L'INSPIRATION, — *en respirant profondément,* — *après le sommeil.*
AGGRAVATION. PAR LA LUMIÈRE EN GÉNÉRAL, — *le bruit, en entendant
parler* ; — ODEURS TRÈS-FORTES, — A L'AIR LIBRE, — PAR UN COURANT D'AIR, — TEMPS
NÉBULEUX, — *humide,* PAR UNE TEMPÊTE, — DANS LE VENT, — VAPEURS ET ABUS DU
MERCURE ; — PAR LE PAIN GRAISSÉ DE BEURRE, — *les choux, légumes secs,* **LES
FRUITS,** — *fumée de tabac* ; — LIQUEURS ALCOOLIQUES, LE LAIT, la
bière ; — COUCHÉ SUR LE CÔTÉ MALADE, — LA TÊTE PEU ÉLEVÉE, — *sur le dos,* — *par
le mouvement des yeux,* — *de la tête,* — DES PARTIES MALADES, — EN FERMANT LES
YEUX, — *en se redressant,* — SE LEVANT DU SIÉGE, — *au commencement de la mar-
che,* — EN MARCHANT D'UN PAS LOURD, — EN COURBANT (par la fléxion) OU EN
TOURNANT LA PARTIE MALADE — PAR L'EXTENSION D'UN MEMBRE, — *les efforts
intellectuels,* — *en écrivant,* — EN LISANT, — *fatigue physique,* — EN MAR-
CHANT, — AVANT OU APRÈS LE MANGER, — APRÈS AVOIR BU, — EN PARLANT,
— *pendant l'inspiration,* — PAR LA SUPPRESSION D'UN RHUME, — PENDANT LA
TOUX, — *l'expiration, après la toux* ; — SUITES D'EXCÈS SEXUELS, — d'ONA-
NISME, — PAR L'ATTOUCHEMENT TRÈS-LÉGER, — APRÈS LA TRANSPI-
RATION, — TRANSPIRATION ARRÊTÉE — PAR LA MALPROPRETÉ, — PENDANT
LE SOMMEIL, — *au commencement du sommeil.* SUITES DE REFROIDISSEMENT.

— PRESSIVE, — TRACTIVE, — TRESSAILLANTE (ou tiraillements successifs), — DE BRISURE DES ARTICULATIONS, DES PARTIES EXTERNES, — INTERNES, — LANCINANTE DE DEDANS EN DEHORS, — PRESSIVE DU DEHORS EN DEDANS DANS LES PARTIES INTERNES, — TIRAILLANTE DANS LES PARTIES EXTERNES, — DANS LES OS, *tressaillante dans les parties internes et externes.* DOULEUR DE TIRAILLEMENT TRESSAILLANTE DANS LES ARTICULATIONS, — DANS LES MUSCLES. DOULEUR SOURDE, — PONGITIVE ; — de picotements, — DE PINCEMENTS INTÉRIEURS, — PARALYTIQUE, — DANS LES ARTICULATIONS, — ARDENTE, INTERNE. Sensations : D'ANXIÉTÉ PHYSIQUE, — DE FOURMILLEMENT INTÉRIEUR, — DE PESANTEUR EXTERNE ET INTERNE, — DE PLÉNITUDE DANS LES PARTIES INTERNES, — *de gonflement,* — *de fatigue,* — *de chaleur,* — de battement dans les parties externes et internes. SOUFFRANCES PÉRIODIQUES.

2° Psychologie.

Morosité, désespoir, — INDIFFÉRENCE, *tristesse, excitation, distraction,* EMBARRAS DE LA TÊTE, grande anxiété, irascibilité excessive avec pusillanimité et impossibilité de supporter le moindre bruit, grande affluence d'idées et de projets, avec marche lente des idées, horreur du travail.

3° Affinité plus spéciale à certains tempéraments et constitutions.

Le china convient aux personnes MAIGRES, NERVEUSES, LYMPHATIQUES, HYPOCONDRIAQUES, BILIEUSES, AUX FEMMES EN GÉNÉRAL — *enceintes, en couches, aux enfants,* A CEUX QU'ON ALLAITE, aux individus cachectiques, épuisés, affaiblis par des pertes d'humeurs (saignées, sueurs copieuses, etc.), aux personnes sensuelles, livrées à des excès sexuels, ou ALCOOLIQUES ; aux ouvriers occupés de travaux corporels, fatigants, à ceux qui travaillent les métaux, les doreurs, ou dans les fabriques de tabac; aux sujets ayant *les yeux* et *les cheveux bruns.*

4° Généralités cliniques.

Affections prédominantes dans les PARTIES INTERNES, occupant spécialement la MOITIÉ GAUCHE DU CORPS, — ABATTEMENT PHYSIQUE, AGITATION PHYSIQUE, ANÉMIE, APOPLEXIE EN GÉNÉRAL — NERVEUSE. ARTHRITE, ATROPHIE (amaigrissement général). CHLOROSE, CONGESTION PARTIELLE. CONSTRICTION DES PARTIES INTERNES ET EXTERNES, CONTRACTURE DES MEMBRES. DÉSIR D'ÊTRE ASSIS,—DE SE MOUVOIR. ÉRÉTHISME NERVEUX, — PHYSIQUE. ENGOURDISSEMENT PARTIEL. FAIBLESSE GÉNÉRALE (lassitude, débilité), FAIBLESSE DES ARTICULATIONS, — PARALYTIQUE, — NERVEUSE. GONFLEMENT EN GÉNÉRAL, HÉMORRHAGIES. AVERSION DU GRAND AIR. HYDROPISIE EXTERNE, INTERNE. ICTÈRE. INDURATION A LA SUITE DES INFLAMMATIONS. LIPOTHYMIE (défaillance), NOIRCISSEMENT DES PARTIES EXTERNES, PHTHISIES EN GÉNÉRAL. PLÉTHORE, POLYCHIMIE. SENSIBILITÉ DES PARTIES EXTERNES — TRÈS-GRANDE A LA DOULEUR. BLENNORRHÉE (sécrétion muqueuse très-abondante). *Soubresauts.*

INDIVIDUALITÉS CLINIQUES.

TÊTE. CAVITÉ CÉRÉBRALE EN GÉNÉRAL —RÉGION TEMPORALE — CORONALE, HÉMICRANIE GAUCHE. SURFACE EXTERNE DU CRANE EN GÉNÉRAL, RÉGION TEMPORALE EXTERNE. OS. CHEVEUX BRUNS. CONJONCTIVE, IRIS CONTRACTÉ, DILATÉ. AMBLYOPIE — PÉRIODIQUE. PHOTOPHOBIE, MYOPIE, AMAUROSE, CONFUSION DES LETTRES EN LISANT. ON VOIT DES COULEURS FONCÉES, — *noires,* — DES MOUCHES VOLANTES. PAVILLON DE L'OREILLE, LOBULE, ACUITÉ DE L'OUÏE. ÉPISTAXIS EN GÉNÉRAL, SANG COAGULÉ,—*noir.* ACUITÉ

DE L'ODORAT. *Altération des traits, teint gras, luisant,* JAUNE, — *journalier,* — PALE, — ROUGE, — TERREUX. YEUX ENFONCÉS, — CERNÉS DE BLEU, — TACHES ROUGES CIRCONSCRITES AUX JOUES. Siége des sensations : *front, pommettes, joues,* MACHOIRE SUPÉRIEURE, — INFÉRIEURE. ODONTALGIE EN GÉNÉRAL, — MOLAIRES, — DENTS SUPÉRIEURES, INFÉRIEURES.

APPAREIL DIGESTIF.

Cavité BUCCALE EN GÉNÉRAL, — LANGUE, ENDUIT DE LA LANGUE, SALIVATION AUGMENTÉE, FÉTIDITÉ DE LA BOUCHE. **ANOREXIE,** FAIM, — SANS APPÉTIT, BOULIMIE, SOIF. Répugnance : pour la bière, le café, l'eau. Désirs : *de café,* de bière, d'acides, d'eau-de-vie, de SUCRERIES, de fruits, de vin. ALTÉRATION DU GOUT EN GÉNÉRAL — DÉLICAT, — GOUT ACIDE, aigre, — FADE, — AMER, — SALÉ. ÉRUCTATIONS, PYROSIS, NAUSÉES, VOMISSEMENTS — DE MATIÈRES ACIDES (aigres), — BILIEUX (amers), — D'EAU, — DE MUCOSITÉS, — DE SANG (hæmatémèse), — *de matières noires.* — *Hypocondres droit et gauche, foie, RATE.* ENTÉRONOSE. ÉPIGASTRE, OMBILIC, COTÉS DU VENTRE, HYPOGASTRE. FLATUOSITÉS EN GÉNÉRAL — CAUSANT DES COLIQUES. DIARRHÉE — SANS DOULEUR, CONSTIPATION PAR PARESSE D'INTESTINS. *Évacuation de matières grises,* — NOIRES, — *muqueuses, purulentes,* SANGUINOLENTES — D'UNE ODEUR TRÈS-FÉTIDE, — DE QUALITÉ TRÈS-ACRE, — D'ASCARIDES, — *de lombrics,* — *de ténia.* Épiphénomènes avant, PENDANT, APRÈS la selle. ARCHONOSIE.

DIURÈSE ET PARTIES GÉNITALES.

URINE VERDATRE, — TROUBLE. SÉDIMENT ROUGEATRE. ÉMISSION PEU ABONDANTE, *involontaire.* *Épiphénomènes avant, pendant,* APRÈS *l'émission d'urine.* *Vessie,* URÈTRE, PARTIES GÉNITALES EN

GÉNÉRAL, ORCHIONOSE, SCROTUM, VAGIN, *utérus*, OVAIRES. SATY-
RIASIS, PRIAPISME, POLLUTIONS, FAIBLESSE DES FONCTIONS GÉ-
NITALES. — *Règles trop tôt* (en avance), — TROP ABONDANTES, —
EN FORME DE CAILLOTS, — *de couleur foncée*, pâle, MÉTROR-
RHAGIE, AVORTEMENT, LEUCORRHÉE EN GÉNÉRAL —SANGUINO-
LENTE, — aqueuse, — corrosive.

APPAREIL RESPIRATOIRE ET HÉMATOSIQUE.

Coryza. *Sécrétion grise*, — MUQUEUSE, —PURULENTE,—
SANGUINOLENTE, ÉTERNUMENT FRÉQUENT, DYSPNÉE, ORTHOP-
NÉE. RESPIRATION BRUYANTE, — RALANTE, —sibilante, HA-
LEINE FÉTIDE, TOUX EN GÉNÉRAL — AVEC EXPECTORATION, —SANS
EXPECTORATION ; — *expectoration le jour, la nuit sans expecto-
ration,* —*avec expectoration le soir ;* expectoration *de couleur
grise,* —NOIRE, d'odeur fétide, d'un goût ACIDE, FADE, —amer, —
SALÉ, — ALBUMINEUSE, — MUQUEUSE, — PURULENTE. —
HÉMOPTYSIE — EN FORME DE STRIES, — EN CAILLOTS. —
Épiphénomènes DE LA TOUX. VOIX ENROUÉE, —FAIBLE,— VOILÉE,
— *sans timbre.* NUQUE. CAVITÉ THORACIQUE, PARTIE INFÉ-
RIEURE DU THORAX. *Cœur et région du cœur,* BATTE-
MENTS DU COEUR — INTERMITTENTS, — AVEC ANXIÉTÉ.

TRONC ET EXTRÉMITÉS SUPÉRIEURES ET INFÉRIEURES.

OMOPLATES, DOS, SACRUM, COCCYX, *fesses.* OS EN GÉ-
NÉRAL, ÉPAULE, *bras, articulation du coude,* MAIN EN GÉNÉ-
RAL, *articulation des doigts.* Extrémités inférieures : OS EN
GÉNÉRAL, ARTICULATIONS EN GÉNÉRAL. Région *coxo-fémorale
en général,* CUISSES; — RÉGION ANTÉRIEURE, — ARTICULA-
TION DU GENOU, *rotule, jarret, jambes, tibia,* MOLLETS, *ar-
ticulation du pied, pied,* PLANTE DU PIED, COU-DE-PIED, ARTICU-
LATIONS DES DOIGTS DE PIED ; DOIGTS DE PIED, BOUTS D'ORTEILS,
DERMATOSES : Couleur de la peau JAUNE, — PALE, —

CONTRACTÉE, — FLÉTRIE, fanée, DURE COMME DU PARCHEMIN, ENFLURE EXTÉRIEURE EN GÉNÉRAL — GRAISSEUSE, — SÈCHE ; DOULEUR LANCINANTE, — D'ULCÉRATION. Sensations de la peau : DE GONFLEMENT, d'enflure, VULNÉRABILITÉ (sensibilité très-grande). — Température de la peau : FROID EXTERNE, *sensation de froid externe, chaleur et sécheresse de la peau,* EXANTHÈME BULLEUX (phlyctènes), ENGELURES, EXCORIATION (intertrigo) — DES ENFANTS. *Urticaire, prurit démangeant, chatouillement — lancinant,* TUMEUR HYDROPIQUE, œdémateuse. ULCÈRES DURS, — PUTRIDES, *suppuration abondante,* FÉTIDE, — SANIEUSE, — *qui teint en noir.* ADENOSES : endolorissement *des glandes en général, élancement,* INDURATION, TIRAILLEMENT, TUMEUR DOULOUREUSE, — dure. Osteoses : *carie des os,* DOULEUR EN GÉNÉRAL — LANCINANTE — PAR SECOUSSES, — *resserrante,* — TIRAILLANTE — TIRAILLANTE PAR SECOUSSES, — *grande sensibilité* — de serrement par un lien.

BAILLEMENTS, SOMMEIL, RÊVES, CIRCULATION ET FIÈVRES.

Bâillements avec pandiculations. SOMNOLENCE APRÈS MIDI, CAUSES DE LA SOMNOLENCE, SOMMEIL TARDIF, SOUFFRANCE EMPÊCHANT DE S'ENDORMIR. Position pendant le sommeil : les mains au-dessus de la tête, les jambes écartées, retirées, la tête en arrière, *sur le dos, assis.* SOMMEIL AGITÉ, — NON RÉPARATEUR. — ÉPIPHÉNOMÈNES DU SOMMEIL : RÉVEIL FRÉQUENT — ÉPIPHÉNOMÈNES DU RÉVEIL : INSOMNIE — AVEC ENVIE DE DORMIR, — AVANT MINUIT, CAUSES DE L'INSOMNIE. RÊVES EN GÉNÉRAL — DE MALHEURS, — CONFUS, — CONTINUANT APRÈS LE RÉVEIL. — VAISSEAUX SANGUINS, GONFLEMENT. POULS ALTÉRÉ EN GÉNÉRAL — INTERMITTENT, — INÉGAL, — *très-accéléré, grand,* PETIT — DUR, — *souple. Horripilations en général* — PARTIELLES, — *semi-latérales.* FRISSONS EN GÉNÉRAL — PARTIELS, — LÉGERS, — SANS SOIF, FRISSONS AVEC GRELOTTEMENT. *Épiphé-*

nomènes DES FRISSONS, — FROID EN GÉNÉRAL — PARTIEL : *semi-latéral; sensation de froid aux parties externes,* — *à l'intérieur.* — *Chaleur en général,* — *intérieure,* — *chaleur partielle,* — *fugace, passagère,* — *avec soif.* Épiphénomènes *de la chaleur :* SUEUR EN GÉNÉRAL — PARTIELLE, — *semi-latérale,* — A LA PARTIE POSTÉRIEURE DU CORPS, — A LA PARTIE SUPÉRIEURE DU CORPS, *facilité à transpirer,* — SUEUR AFFAIBLISSANTE, — GRASSE. SUEUR AVEC SOIF. Fièvre composée *de frissons, puis chaleur,* — *de frissons, chaleur, puis sueur,* — *de frissons et en même temps chaleur,* — *de frissons à l'extérieur, chaleur à l'intérieur,* — *de frissons, puis chaleur avec sueur,* — DE FRISSONS ALTERNANTS AVEC CHALEUR, — *de chaleur avec sueur,* — *de chaleur alternative avec frissons.* Épiphénomènes de la fièvre : *souffrances* AVANT, PENDANT, APRÈS *la fièvre.*

5° Sphère élective d'action sur certaines parties de l'organisme.

CÔTÉ GAUCHE.	CÔTÉ DROIT.
Intérieur de la tête, EXTÉRIEUR DE LA TÊTE. ŒIL. Oreille, *nez,* face, DENTS, HYPOCONDRE, *ventre, parties génitales,* POITRINE, REIN, *partie supérieure du corps,* partie inférieure du corps, PARTIES DU CORPS EN GÉNÉRAL. SYMPTOMES FÉBRILES.	*Intérieur de la tête,* extérieur de la tête, œil, oreille, FACE, *dents, bouche, gorge,* hypocondre, ventre, *cou* et *nuque,* poitrine, *rein,* partie supérieure du corps, *partie inférieure du corps,* parties du corps en général, symptômes fébriles.

Sacrum.
haut gauche
bas droit

Affinité médicamenteuse : ARNIC.,ARSEN.,ASAF.,BEL-

LAD., C. VEG., FERR., IPÉC., LACH., MERC., PULS., VÉ-
RATR., ANTI. TART., BRYON., CALCAR., CHAM., CINA., CUPR.,
HELLEB., IOD., MANG., N. MURIAT., PHOSPH. ACID., SEPIA. SULF.
*Caps., digit., fluor, n. vom., phosph., plumb., samb., stann.,
sulf. acid.*

ANTIDOTES : ARS., CARB. VEG., IPÉC., PULS., VE-
RAT., ARN., BEL., FERR., SULPH., *nat. muriat.*, *merc.*, *sep.* Doses usitées III. V. X. puissances (15. 30). Pour l'usage homœopathique on se sert soit du quinquina *loxa*, soit du quinquina
jaune royal, qu'on prépare en faisant les trois premières atténuations par la trituration, ou bien en faisant infuser une partie de poudre sur 20 *d'alcool, ce qui donne la teinture mère.*

SOMMAIRE.

Les affections qui rentrent spécialement dans la sphère
d'action du china occupent LES PARTIES INTERNES, et plus particulièrement en général le côté gauche du corps; ainsi l'œil,
les dents, la poitrine, l'hypocondre, le rein et la partie supérieure, tandis qu'à droite, la face, la bouche et la gorge, le cou,
la nuque, le rein et la partie inférieure du corps auraient
plus d'homœopathicité avec ses effets, qui en général se manifestent le *matin* et surtout LA NUIT. Une douleur TRAC-
TIVE, VULSIVE, déchirante, pressive, un TIRAILLEMENT
PRESSIF (traction), etc., etc., serait son caractère essentiel,
avec une sensation de plénitude dans les parties internes,
de gonflement, de chaleur, d'anxiété physique, etc., etc. Un
embarras de la tête surtout, la morosité, l'indifférence, la
tristesse, etc., etc., caractérisent ses effets psychologiques. La
chaleur en général, l'obscurité, l'air de la chambre, un temps
sec, le mouvement, etc., etc., produisent de l'amélioration,
tandis que le bruit, la lumière, l'attouchement même le

plus léger, le grand air, etc., etc., augmentent les douleurs. Le china convient aux personnes maigres, NERVEUSES, hypocondriaques, aux femmes en général, aux enfants et aux individus épuisés par des excès ou affaiblis par des pertes abondantes d'humeurs.

Le china peut être consulté et convenir d'après l'ensemble de ses symptômes, pour combattre les suites fâcheuses de l'abus du mercure, ou des ferrugineux, l'anémie, l'atrophie, la faiblesse générale, la faiblesse nerveuse, l'abattement physique, la chlorose, les hémorrhagies et les états morbides qui en résultent; les hydropisies internes et externes, la grande sensibilité à la douleur, et celles des parties externes, les fièvres intermittentes, les fièvres paludéennes, typhoïdes avec symptômes de putridité, larvées, certaines céphalalgies périodiques siégeant surtout aux régions temporale et coronale, l'amblyopie périodique, l'amaurose, la myopie, la prosopalgie et odontalgie, l'épistaxis avec sang coagulé, les affections gastriques, bilieuses, l'engorgement et induration du foie, mais surtout de la rate, les coliques flatulentes et spasmodiques, la diarrhée, la lientérie, la métrorrhagie, la leucorrhée sanguinolente, l'hémoptysie avec sang strié ou en caillots, le catarrhe bronchite, la bronchorrée et les blennorrhées en général, la dyspnée, l'orthopnée, les battements de cœur avec intermittence ou anxiété, les douleurs rhumatismales à l'épaule, au dos, aux cuisses, douleurs tiraillantes dans les os en général, l'arthrite du genou, du pied, des doigts de pied, les suppurations très-abondantes, les sueurs copieuses et affaiblissantes, les névroses, les névralgies et autres affections avec retour périodique et dont les caractères et la douleur ont le plus d'homœopathicité avec les effets et symptômes purs du china.

A cette longue énumération d'états morbides, où le china

est susceptible de trouver une application thérapeutique, on est surtout surpris d'entendre Hahnemann affirmer que le quinquina, dans nos contrées du moins, ne *convient réellement que dans un petit nombre de cas morbides,* mais aussi que l'énormité de son action fait souvent qu'une seule dose très-faible suffit pour amener une guérison presque miraculeuse (*Mat. méd.,* t. III, p. 378). Il ne guérit, ajoute-t-il, d'une manière durable une fièvre intermittente des marais dont les symptômes coïncident avec ceux de la maladie quinique, que quand le malade peut changer d'atmosphère, pendant le traitement et jusqu'au retour complet de ses forces. Nous ne ferons pas ici sans doute observer tout ce que cette manière de voir de Hahnemann a de trop exclusif. D'après M. de Humboldt son emploi comme fébrifuge serait inconnu dans les localités même d'où il provient, et cette découverte serait due aux Européens qui en ont singulièrement abusé, à tel point qu'en parcourant les cadres nosologiques, il serait difficile de trouver une affection où il n'ait pas été conseillé et contre laquelle on ne l'ait administré, surtout quand il y avait ou non soupçon d'une sorte de périodicité. Sans doute, dit Hahnemann, je sais bien que toutes les maladies à type régulier et presque toutes les fièvres intermittentes, même celles dans lesquelles le china ne convient point, sont réduites au silence et dépouillées de leur type par la puissance infiniment supérieure de ce médicament, aux doses énormes et si souvent répétées qu'on a coutume d'en prescrire. Le médicament qui n'était pas en harmonie avec l'état morbide existant, ne s'est-il pas borné à transformer la maladie primitive en une autre plus grave et continue ? A la vérité les paroxysmes du mal ne reparaissent plus à des jours et à des heures fixes. Est-ce là la santé? Ce n'est pas une fièvre intermittente, j'en conviens. Le malade ne peut plus se plaindre de sa fièvre.

Mais voyez son teint blême, sa face bouffie, ses yeux éteints!
Voyez combien il a de peine à respirer, comme son ventre
est dur et tuméfié, comme les hypocondres sont gonflés,
comme tous les aliments qu'il prend lui pèsent, combien
son appétit est vicié et son goût altéré, ses selles mal liées,
son sommeil agité, troublé et peu réparateur; voyez comme
il est languissant, morose, abattu, sa sensibilité exaltée,
combien enfin il souffre plus que quand il était en proie à sa
fièvre intermittente. C'est une maladie différente mais plus
grave, suscitée par le quina. L'organisme après un ou deux
septenaires selon la quantité du remède donné parvient-il à
se débarrasser de cette affection, résultant de l'action du
médicament, que la fièvre intermittente reparaît de nouveau. Quel est le praticien à qui ce tableau ne rappelle les
faits nombreux qu'il a été à même de constater ?

Il n'est pas de maladie qui n'entraîne avec elle une faiblesse plus ou moins prononcée ; et évidemment dans ces
conditions, il est impossible d'être fort et alerte. N'est-ce pas
se faire une étrange illusion que de penser pouvoir alors, par
ce puissant agent thérapeutique, détruire une faiblesse inhé-
rente à l'affection maladive? Le quinquina relève à la vérité,
même pour quelques heures, les forces de l'homme le plus
gravement malade; il se redresse comme par enchantement
dans son lit, il veut se lever, s'habiller, sa voix est plus forte,
son air plus décidé, il se hasarde à marcher, mais tout cela
est le résultat d'une surexcitation factice (*effet primitif*). Quelques heures sont à peine écoulées, que déjà la maladie a re-
pris une nouvelle intensité, et des caractères plus fâcheux. Il
n'en est pas ainsi quand la faiblesse reconnaît spécialement
pour cause réelle, une grande déperdition d'humeurs, telles
que lait, salive, sperme, une hémorrhagie abondante, ou des
saignées copieuses et fréquentes, des sueurs excessives, des

purgations répétées, une forte suppuration; alors presque toujours les autres symptômes coïncident avec ceux du china.

Si auprès d'appréciations aussi exactes, nous rapprochons ce que quelques auteurs ont écrit sur le quinquina, médicament héroïque et dont MM. Mérat et de Lens ont pu dire : « A « quelque dose qu'on le prenne, c'est un médicament non « nuisible, malgré ses grandes propriétés, *double attribut* rarement réuni dans les autres substances médicinales — (1); « on a des exemples de gens qui en ont pris plusieurs livres « en peu de jours sans en éprouver d'inconvénient marqué. « C'est une circonstance à se rappeler dans les cas graves « où on croit devoir en donner des quantités plus ou moins « fortes (2); » doit-on, d'après cela, être surpris de l'abus qu'on a fait de cette substance si active, et qui en somme a produit plus de *mal* que de *bien*? D'après l'allopathie dont il est, quand même et toujours, l'exclusif antipériodique et qui semble justifier pour beaucoup de praticiens, à l'égard du *sulfate de quinine*, au dix-neuvième siècle ce que Boerhaawe disait de l'opium au dix-septième : *Otez-moi l'opium, et je renonce à l'exercice de la médecine*, combien seraient dans la même condition devant une affection périodique, si cette *panacée* leur était enlevée; il n'y a guère de médecin qui soit un jour sans en prescrire. Il va sans dire qu'on la conseille ex abrupto (3), dans les fièvres intermittentes, mais non toujours avec succès, eût pu ajouter l'auteur que nous citons, et auquel nous empruntons pour terminer le fait suivant : « A l'île de *Vanikoro*, où vint se perdre

(1) *Dict. de mat. méd.*, t. V. p. 629, ligne 14 et suiv.

(2) *Gazette médicale de Paris*, 1832, p. 438. *Effets (fâcheux) sur l'économie du sulfate de quinine pris à haute dose.*

(3) *Dict. de mat. méd.* Loco cit.

« l'infortuné Lapeyrouse, pays insalubre, humide, maréca-
« geux, sur 90 matelots qui composaient l'équipage de l'*As-
« trolabe*, 80 eurent des fièvres intermittentes. Le sulfate
« de quinine qui, d'abord, les suspendait, ne faisait plus
« rien à la rechute, ce qu'on attribua à l'humidité du climat. »
L'antipériodique ne pouvait plus surmonter la périodicité
(*sic*) (1). qui se montrait là sous forme de fièvre. L'*humidité
seule* est une des causes productrices de la fièvre et de ses re-
chutes, à tel point qu'on est obligé de quitter un pays de
cette nature pour en guérir. » (Page 106, voyez ce que dit
Hahnemann, ligne 6.) Avouons du moins que si c'est là de la
thérapeutique *rationnelle*, le sulfate de quinine, qui, par
mauvais vouloir ou *caprice* pouvait compromettre le succès d'une si brillante expédition, doit paraître bien coupa-
ble même aux allopathes, lui qui guérit si *rationnellement*
tant d'autres affections. Mais, dit l'allopathie, l'humidité
contrariait l'action du médicament. C'est possible ! la valeur
de pareilles assertions ne se discute pas. Vous avez gran-
dement raison contre l'homœopathie, qui croyant *tout simplement*, dans cette circonstance, que la fièvre qui régnait à
bord de l'Astrolabe n'avait aucun rapport de similitude avec
celle que produit et guérit le sulfate de quinine, se fût alors
appliquée, au lieu de fuir, à chercher un autre antipériodique parmi les 25 ou 30 qu'elle possède, et dont l'action, sous
ce point de vue, ne peut pas plus remplacer celle du china,
que celui-ci peut être un succédané de la leur dans les
conditions qui leur sont homœopathiques.

(1) MM. Mérat et de Lens, *Dictionnaire de matière médicale*.

TABLEAU SYNOPTIQUE

DE LA CARACTÉRISTIQUE DE L'ACIDE ARSÉNIEUX ET DU CHINA

DANS LEUR APPLICATION AUX FIÈVRES INTERMITTENTES.

RHYTHME.

	ARS.	CHINA
Le matin	ars.	china.
Avant midi	ars.	chiua.
Après midi	ars.	china.
Le soir	ARS.[1]	china[1].
Horripilations		
— en général	ARS.	CHINA.
— partielles	ARS.	CHINA.
— semi-latérales	»	china.
Frissons		
— en général	ARS.[2]	CHINA[2].
— partiels	ARS.	CHINA.
— intérieurs	ARS.	china.
— légers	ARS.	CHINA.
— semi-latéraux	»	china.
— avec soif	ars.	china.
— sans soif	ARS.	CHINA.
— av. chair de poule	»	china.
— avec grelottement	ars.	CHINA.
— avec tremblement	»	china.
— (épiphénom. des)	ARS.	CHINA.
Froid		
— en général	ARS.[3]	CHINA[3].
— partiel	ARS.	CHINA.
— semi-latéral	»	china.
— (sensation de) aux parties externes	ars.	china.
— à l'intérieur	ARS.	china.
Chaleur		
— en général	ARS.[4]	china[4].
— extérieure	ARS.	china.
— intérieure	ARS.	china.
— partielle	ARS.	china.
— partielle extérieure	ARS.	china.
— — intérieure	ARS.	china.
— semi-latérale	»	china.

RHYTHME.

	ABS.	CHINA
La nuit	ABS.	CHINA.
Avant minuit	ars.	china.
Après minuit	ARS.	china.
Souffrances périodiques	ARS.	CHINA.
Chaleur		
— anxieuse	ARS.[5]	china[5].
— sèche	ARS.	china.
— fugace	ars.	china.
— avec soif	ars.	china.
— sans soif	ARS.[6]	china[6].
— désir de se découvrir	ars.	china.
— répugnance à se découvrir	ARS.	chinu.
Épiphénomène de la chaleur	ARS.	china.
Sueur		
— en général	ARS.[7]	CHINA[7]
— partielle	ars.	CHINA.
— semi-latérale	»	china.
— à la partie postérieure du corps	»	CHINA.
— à la partie supérieure du corps	»	CHINA.
Facilité à transpirer	»	china.
Sueur avec angoisses	ARS.	»
— affaiblissante	ARS.	CHINA.
— brûlante	»	china.
— froide	ars.	china.
— grasse	»	CHINA.
— gluante	ars.	china.
— avec soif	ars.	CHINA.
— sans soif	ars.	china.
— odeur fétide	ars.	»
— faisant des taches jaunes	ars.	»
Épiphénom. de la sueur	ARS.	china.

FIÈVRES COMPOSÉES.

	ARS.	CHINA
Fièvres composées. En général	ARS.[5]	china.[5]
— de frissons, puis chaleur	ars.	china.
— de frissons, chaleur, puis sueur	ABS.	china.
— de frissons et en même temps chaleur	ARS.	china.
— de frissons à l'extérieur, chaleur à l'intérieur	ars.	china.
— de frissons à l'intérieur, chaleur à l'extérieur	ARS.	china.
— de frissons avec sueur	ars.	»
— de frissons, puis chaleur avec sueur	»	china.
— de frissons alternants avec chaleur	ARS.	CHINA.
— de chaleur, puis frissons	»	china.
— de chaleur, puis sueur	ARS.	china.
— de chaleur avec horripilation	ars.	»
— de chaleur avec sueur	»	china.
— de chaleur alternative avec frissons	ARS.	china.
— d'horripilations, puis froid	ars.	»
Épiphénomène de la fièvre.		
Souffrances avant la fièvre	ARS.	CHINA.
— pendant la fièvre	ARS.	CHINA.
— après la fièvre	ARS.	CHINA.

Les symptômes fébriles propres au china affectent plus spécialement le *côté gauche* du corps que le côté droit.

NOTES RELATIVES À L'ACTION DE L'ARSENIC.

[1] Parmi les symptômes de l'arsenic, beaucoup se manifestent le soir après s'être mis au lit pour dormir; quelques-uns surviennent peu d'heures après minuit, beaucoup le matin après qu'on a quitté le lit et un assez grand nombre après le dîner.

[2] C'est le propre de l'arsenic surtout de faire naître d'autres symptômes pendant les accès de douleurs, en

NOTES RELATIVES À L'ACTION DU CHINA.

[1] Très-rarement le frisson quinique commence le soir après le coucher du soleil, et surtout la nuit.

[2] La fièvre quinique débute souvent par des symptômes accessoires, tels que toux, battements de cœur, éter-

particulier du froid et des frissons, de même aussi les douleurs se joignent au frisson fébrile arsenical.

numents, une grande anxiété, des nausées, une grande soif, une faim canine, une douleur pressive dans l'estomac, une pression dans l'hypogastre ou le mal de tête. Les veines sous-cutanées sont gonflées déjà même pendant la simple chaleur à la tête, ou quand tout le corps est devenu très-chaud, ou seulement lorsqu'il n'y a que sensation de chaleur, sans chaleur appréciable à l'extérieur, et enfin lorsqu'il y a réellement chaleur externe, afflux de sang vers la tête habituellement

3 Le propre des vraies douleurs de l'arsenic, est de se calmer sous l'influence de la chaleur extérieure.

4 Grande chaleur la nuit, sans soif ni sueur, caractère propre à l'arsenic, ainsi que la douleur brûlante comme du feu, ou l'ardeur.

5 Agitation continuelle au lit, on ne trouve de repos dans aucune position, et anxiété à trois heures du matin, après le réveil. Caractéristique.

6 L'adipsie, effet rare, alternant avec celui bien plus fréquent, d'où résulte un désir continuel des boissons, qui néanmoins fait boire peu, mais très-souvent (rarement beaucoup à la fois).

7 La sueur survenant, mais seulement après la fièvre terminée. Caractéristique de l'arsenic.

8 C'est une propriété très-remarquable et caractéristique de l'arsenic, que les symptômes assez peu graves et de peu d'importance en d'autres circonstances, entraînent un accablement subit et total des forces; notons également ici, que l'effet alternant de ce médicament, dans lequel les symptômes naissent ou se renouvellent par le mouvement, est beaucoup plus rare que celui ou les accidents apparaissent et s'exaspèrent pendant le repos (étant couché ou assis) ou diminuent soit en se tenant debout, soit en marchant.

avec rougeur, chaleur au visage, souvent avec froid au reste du corps, ou froid extérieur, ou quand il n'y a que sensation interne de chaleur au visage, avec froid extérieur aux joues et sueur froide au front.

8 Une pression tiraillante (tractive), un tiraillement pressif (traction), ou un tiraillement lancinant et une traction lancinante (dégénérant parfois aussi en tiraillement vulsif), paraissent être également des douleurs caractérisques du china.

4 C'est principalement la nuit qu'a presque invariablement lieu la période de sueur.

5 Quoique le mouvement de la partie soit, après l'attouchement, ce qui exalte et augmente le plus souvent les douleurs et les symptômes quiniques, on observe assez fréquemment aussi un effet alternant, d'où résulte qu'ils sont apaisés et calmés par le mouvement, ou même qu'ils se manifestent surtout pendant le repos.

6 La fièvre quinique, en général, n'est pas accompagnée de soif pendant le frisson ou le froid; la soif ne paraît qu'après ou immédiatement avant la chaleur. De même, on ne rencontre pas de soif dans la fièvre quinique, même au milieu de la pleine chaleur fébrile, à l'exception d'un peu d'ardeur ou de sécheresse aux lèvres. La soif, pendant la chaleur passagère, ne se rapporte pas à la chaleur fébrile complète, mais il y a soif après la chaleur ou pendant la sueur. Cependant, la chaleur fébrile, accompagnée d'élancements par tout le corps, paraît faire exception.

7 C'est presque invariablement pendant la nuit qu'a lieu la période de sueur, surtout à la partie postérieure et supérieure du corps.

8 Un des traits caractéristiques c'est que les douleurs augmentent non-seulement par le mouvement, mais surtout par les attouchements, que, même quand elles n'existent pas pour le moment, le simple attouchement des parties suffit pour les renouveler et les porter souvent à une intensité redoutable. Aussi est-il le seul remède qui convienne dans les cas de ce genre. Le mal de tête pressif la nuit; la pression dans la région ombilicale, le soir, dans le lit, et le tiraillement vulsif sont autant d'effets qui paraissent être caractéristiques du quinquina.

FIN.

CORBEIL. — Typographie de CRÉTÉ.